Neurologie

Chez le même éditeur

Dans la collection des mémos infirmiers
Cancérologie – hématologie, par J. Alexandre. 2008, 224 pages.
Cardiologie, par L. Sabbah. 2007, 192 pages.
Dermatologie, par A. Soria. 2009, 136 pages.
Endocrinologie, par V. Mink. 2007, 192 pages.
Gastro-entérologie, par A. Balian. 2008, 192 pages.
Gériatrie, par G. Gridel. 2008, 120 pages.
Gynécologie – obstétrique, par F. Lamazou et S. Salama. 2007, 192 pages.
Maladies infectieuses, par D. Skurnik. 2008, 128 pages.
Neurologie, par K. Kinugawa, E. Roze. 2008, 208 pages.
ORL – Ophtalmologie, par D. Simon, L. Bensoussan. 2008, 160 pages.
Pédiatrie – pédopsychiatrie, par I. Lim et M. Schiff. 2007, 144 pages.
Pneumologie, par B. Planquette. 2007, 160 pages.
Psychiatrie, par I. Lim. 2007, 144 pages.
Rhumatologie – orthopédie, par M.-A. Rousseau. 2007, 208 pages.
Urgences – réanimation, par A. Chaïb. 2007, 192 pages.
Urologie – néphrologie, par M. Roupret. 2008, 176 pages.

mémo INFIRMIER

Neurologie

Kiyoka Kinugawa
Médecin, interne en neurologie
Hôpital Pitié-Salpêtrière

Emmanuel Roze
Médecin, chef de clinique assistant
Hôpital Pitié-Salpêtrière

Collection dirigée par Laurent Sabbah

ELSEVIER
MASSON

Nous remercions pour leur aide à la rédaction de cet ouvrage :

- Dr Charlotte Rosso ;
- Madame Constance Rouvière ;
- Dr Olivier Bourron ;
- Dr Smaranda Leu ;
- Dr Nicolas Weiss.

62, rue Camille-Desmoulins, 92442 Issy-les-Moulineaux cedex
www.elsevier.fr et www.masson.fr

ISBN : 978-2-294-70293-8

Table des matières

La maladie d'Alzheimer est traitée dans le volume de gériatrie.

3 Examens complémentaires

4 Médicaments

Les anticoagulants : anti-agrégants plaquettaires, héparine, anti-vitamines K (AVK) indiqués dans le traitement des AVC sont abordés dans le volume de cardiologie.

Abréviations

AINS	Anti-inflammatoire non stéroïdien
AIT	Accident ischémique transitoire
ALAT	Alanine aminotransférase
AMS	Atrophie multisystématisée
ASAT	Aspartate aminotransférase
CO	Monoxyde de carbone
COMT	Catéchol-O-méthyltransférase
CPK	Créatine phosphokinase
CRP	*C Reactive Protein*
DCB	Dégénérescence corticobasale
DDC	Dopadécarboxylase
ECBU	Examen cytobactériologique des urines
ECG	Électrocardiogramme
ECPA	Échelle comportementale de la personne âgée
EEG	Électroencéphalogramme
EMG	Électromyogramme
EN	Échelle numérique
EP	Équivalent phénytoïne
EVA	Échelle visuelle analogique
EVS	Échelle verbale simple
FC	Fréquence cardiaque
FR	Fréquence respiratoire
HTIC	Hypertension intracrânienne
Ig	Immunoglobuline
IMAO	Inhibiteur de la monoamine oxydase
IRM	Imagerie par résonance magnétique
IVD	Intraveineux direct
IVL	Intraveineux lent
IVSE	Intraveineux à la seringue électrique
LCR	Liquide céphalorachidien
LP	Libération prolongée
MAO	Monoamine oxydase
MAV	Malformation artérioveineuse
MPI	Maladie de Parkinson idiopathique
NFS	Numération-formule sanguine
NIH	*National Institute of Health*
NORB	Névrite optique rétrobulbaire
PC	Pédoncules cérébelleux

PEA	Potentiels évoqués auditifs
PEM	Potentiels évoqués moteurs
PES	Potentiels évoqués somesthésiques
PEV	Potentiels évoqués visuels
PL	Ponction lombaire
PSP	Paralysie supranucléaire progressive
RAI	Recherche d'agglutinines irrégulières
rt-PA	*Recombinant-tissue-type plasminogen activator*
SC	Sous-cutané
SEP	Sclérose en plaques
SIADH	Syndrome de sécrétion inappropriée d'hormone antidiurétique
SLA	Sclérose latérale amyotrophique
SMN	Syndrome malin des neuroleptiques
SNC	Système nerveux central
TAD	Tension artérielle diastolique
TAS	Tension artérielle systolique
TC	Traumatisme crânien
TCA	Temps de céphaline activée
TDM	Tomodensitométrie
TP	Taux de prothrombine
UPDRS	*United Parkinson Disease Rate Score*
VHB	Virus de l'hépatite B
VHC	Virus de l'hépatite C
VIH	Virus de l'immunodéficience humaine
VS	Vitesse de sédimentation

PARTIE 1

Anatomie Physiologie

Le crâne, les méninges

Le crâne

La protection du système nerveux central est assurée par des enveloppes osseuses (le crâne et les vertèbres) et conjonctives (les méninges).
Le crâne est constitué d'une partie supérieure, ou voûte, et d'une partie inférieure, la base du crâne.
La **voûte crânienne** est composée d'os plats réunis entre eux par des sutures ; d'avant en arrière : l'os frontal, les deux os pariétaux, l'os occipital et l'os sphénoïde.
La **base du crâne** est constituée de : l'os frontal, l'ethmoïde, le sphénoïde, l'os temporal et l'os occipital.

Les méninges

Les méninges sont les enveloppes conjonctives du névraxe :
- la pachyméninge ou dure-mère enveloppe le cerveau et la moelle épinière ;
- la leptoméninge est formée de :
  - l'arachnoïde (à la face interne de la dure-mère) ;
  - la pie-mère : adhérente au cerveau, elle est formée de 2 couches, l'intima pia et la couche épipiale.

Ces feuillets délimitent entre eux des espaces :
- espace extradural ou épidural, situé entre l'os et la dure-mère ;
- espace sous-dural, situé entre la dure-mère et l'arachnoïde, virtuel et traversé par les veines cérébrales allant se drainer dans les sinus veineux ;
- espace sous-arachnoïdien, entre la pie-mère et l'arachnoïde, contenant le liquide céphalorachidien (LCR). Il est traversé par les artères cérébrales, les veines corticales ainsi que les nerfs crâniens.

Les méninges cloisonnent la cavité crânienne en différentes régions :
- faux du cerveau : cloison impaire et sagittale, entre les deux hémisphères cérébraux (scissure interhémisphérique) ;
- tente du cervelet : cloison de dure-mère transversale délimitant la région sous-tentorielle ou fosse postérieure (contenant le cervelet et le tronc cérébral) et la région sus-tentorielle (hémisphères cérébraux).

La dure-mère contient des canaux ou sinus veineux drainant les veines cérébrales. Les principaux sinus sont situés le long des bords de la faux du cerveau et de la tente du cervelet.

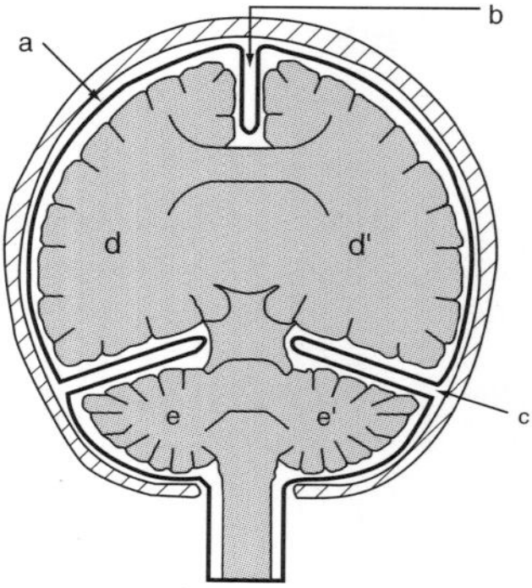

La loge fibreuse : La dure-mère

a : dure-mère. b : faux du cerveau.
c : tente du cervelet.
d et d' : hémisphères cérébraux.
e et e' : hemisphères cérébelleux.

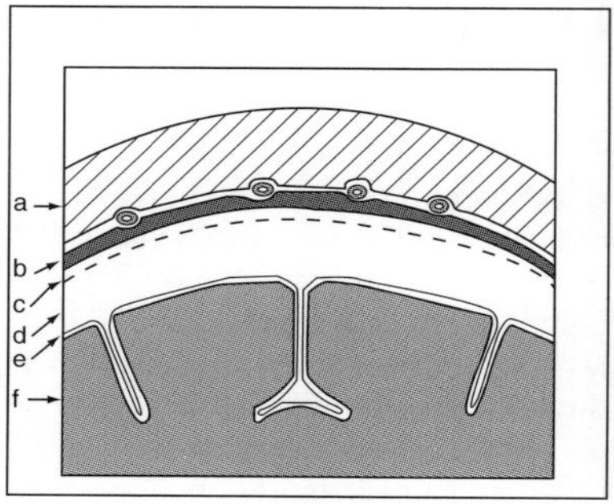

- Les Méninges

a : voûte du crâne. b : dure-mère.
c : arachnoïde.
d : espace sub-arachnoïdien.
e : pie-mère. f : cerveau.

Figure 1. Les méninges.

Le cerveau

Le cerveau est constitué de deux hémisphères cérébraux (dérivés du télencéphale) et du diencéphale (partie impaire, médiane).

Cortex cérébral

Le cortex cérébral est divisé en 4 lobes : frontal, pariétal, temporal et occipital.

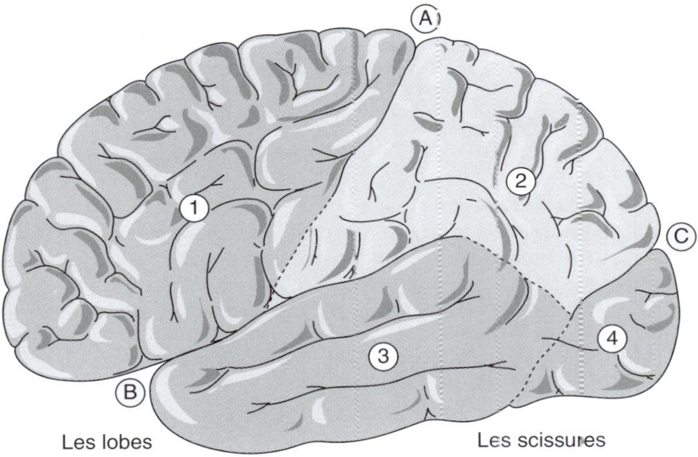

Les lobes
1. Frontal
2. Pariétal
3. Temporal
4. Occipital

Les scissures
A. De Rolando
B. De Sylvius
C. Perpendiculaire

Figure 2. Cortex cérébral : vue latérale gauche.

Substance blanche

La substance blanche remplit l'espace compris entre le cortex cérébral, les ventricules et les noyaux gris. Elle comprend :

- les fibres de projection, associant le cortex cérébral et des structures sous-jacentes. Les projections cortico-sous-corticales comprennent :
  - les projections corticonucléaires et corticospinales du système pyramidal ;

– les projections sur les noyaux gris centraux du système extrapyramidal;
– les projections corticotegmentales vers les centres oculomoteurs;
– les projections corticopontiques destinées au cervelet;
– les projections vers la substance réticulée;
- les commissures, qui sont constituées de fibres qui croisent la ligne médiane : commissure interhémisphérique (corps calleux), commissures intrahémisphériques (fibres en U, faisceaux d'association), commissures inter et intrahémisphériques (trigone);
- les faisceaux d'association, qui associent des régions corticales différentes dans le même hémisphère.

Ventricules

Ventricules latéraux

- Ce sont des cavités épendymaires télencéphaliques (hémisphères cérébraux).
- Ils sont tapissés par un épithélium épendymaire.
- Ils présentent plusieurs parties selon les lobes traversés : cornes frontales, corps ventriculaire, carrefour ventriculaire, corne occipitale et corne temporale.
- Chaque ventricule latéral communique avec le 3e ventricule par le foramen interventriculaire (trou de Monro).

Troisième ventricule

- C'est la cavité épendymaire du diencéphale.
- Il est médian et unique.
- Très étroit, il présente un plancher, un toit, deux parois latérales, une paroi antérieure et une paroi postérieure.
- Il communique :
  – en haut, avec les ventricules latéraux par les foramen interventriculaires (trous de Monro);
  – en bas, avec l'aqueduc de Sylvius, qui se prolonge avec le quatrième ventricule au niveau bulbopontique.
- Les plexus choroïdes situés dans son toit sécrètent le liquide céphalorachidien.

Quatrième ventricule

- Il est constitué par la dilatation de la cavité épendymaire au niveau bulboprotubérantiel.
- Il est recouvert en arrière par le cervelet.
- Il est constitué d'un toit et d'un plancher à la face postérieure du bulbe.

- Il représente un carrefour fondamental pour la circulation du liquide céphalorachidien (LCR).
- Le plancher contient les noyaux des nerfs crâniens.

Noyaux gris centraux

La définition anatomique des noyaux gris centraux distingue :
- le striatum (putamen et noyau caudé);
- le pallidum;
- l'amygdale.

Tronc cérébral

C'est une structure de transition entre le cerveau et la moelle épinière, divisée en :
- 3 étages, de bas en haut :
  - le bulbe;
  - le pont (protubérance);
  - le mésencéphale ou pédoncules cérébraux;
- 3 régions, d'avant en arrière :
  - le pied, en avant, contient des voies de la motricité;
  - le tegmentum ou calotte contient des noyaux, des voies et la substance réticulée;
  - le tectum est situé en arrière car le tronc cérébral est oblique vers le haut et l'avant.

Il est situé dans la fosse postérieure, en avant du cervelet.
Il comprend les noyaux des nerfs crâniens (substance grise, amas de corps cellulaire), des noyaux propres (locus niger, noyau rouge).
La substance réticulée forme un réseau de neurones regroupés en noyaux entre les structures citées ci-dessus.
Il est relié en arrière au cervelet par 3 paires de pédoncules cérébelleux (PC) :
- le PC inférieur, qui relie le cervelet au bulbe;
- le PC moyen, qui relie le cervelet à la protubérance;
- le PC supérieur, qui relie le cervelet au mésencéphale.

Nerfs crâniens

On dénombre douze paires de nerfs crâniens :
- **le I, nerf olfactif**;
- **le II, nerf optique**;
- **le III, nerf moteur oculaire**;
- **le IV, nerf trochléaire**;
- **le VI, nerf abducens**.

Ces trois derniers nerfs (III, IV, VI) sont des nerfs oculomoteurs, responsables de l'innervation motrice des muscles moteurs du globe oculaire ;

- **le V, nerf trijumeau**. Nerf de la sensibilité de la face et de l'innervation des muscles masticateurs. Il apparaît à la partie moyenne du pont ;
- **le VII, nerf facial**. Il apparaît au niveau du sillon bulbo-pontique. Il est principalement le nerf moteur de la face. Il est accompagné par des fibres sensitives et végétatives qui constituent le nerf intermédiaire (VII bis) ;
- **le VIII, nerf vestibulocochléaire**. Nerf sensoriel qui apparaît dans la partie latérale du sillon bulbo-pontique. Son contingent cochléaire contient les fibres de l'audition et son contingent vestibulaire contient les fibres de l'équilibration ;
- **le IX, nerf glossopharyngien**. Il apparaît au niveau du sillon latéral dorsal de la moelle allongée. Nerf moteur du pharynx et nerf sensitif de la partie dorsale de la langue (sensibilité générale et gustation) ;
- **le X, ou nerf vague** (nerf pneumogastrique). Nerf qui apparaît aussi dans le sillon latéral dorsal du bulbe. Il contient un très gros contingent de fibres végétatives destinées aux viscères du cou, du thorax et de l'abdomen. Il contient, en plus, des fibres motrices phonatoires (nerf récurrent) qui proviennent, par anastomose, du nerf suivant ;
- **le XI, nerf accessoire**. Il apparaît dans la partie basse du sillon latéral dorsal. Il est responsable de l'innervation des grands muscles céphalogyres (muscle sterno-cléido-mastoïdien et muscle trapèze). Il contient un certain nombre de fibres phonatoires qui, par anastomose, vont descendre dans le X et constituer dans le thorax le nerf récurrent laryngé (nerf moteur de la phonation) ;
- **le XII, nerf grand hypoglosse**. Il apparaît dans le sillon préolivaire du bulbe. C'est le nerf moteur de la langue.

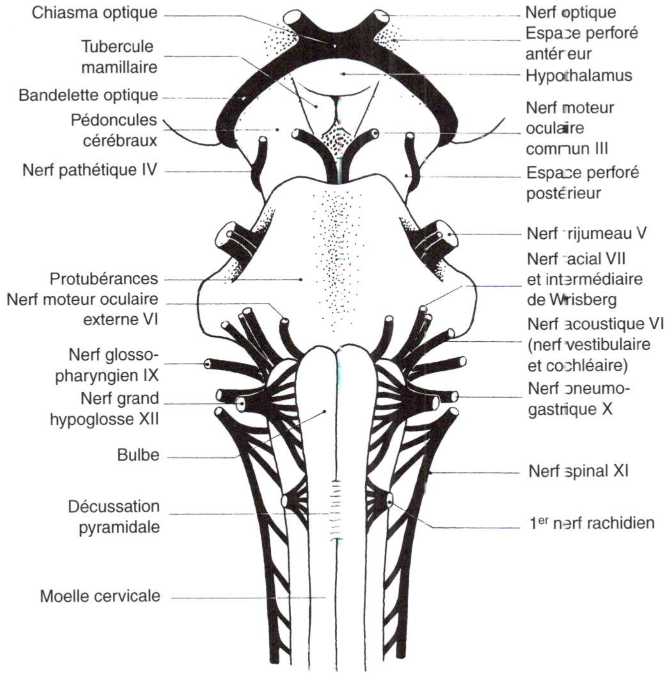

Figure 3. Émergence des nerfs crâniens du tronc cérébral.

Vascularisation cérébrale

Les trois troncs artériels responsables exclusivement de la vascularisation cérébrale sont :

- l'artère carotide interne droite ;
- l'artère carotide interne gauche ;
- le tronc basilaire (lui-même formé par l'anastomose des deux artères vertébrales).

Ces trois artères majeures montent dans le cou. Traversant la base du crâne, elles pénètrent dans la boîte crânienne et donnent leurs branches terminales près de la face inférieure du cerveau :

- les branches terminales des artères carotides internes sont : l'artère cérébrale antérieure, l'artère cérébrale moyenne (ou artère sylvienne), l'artère communicante postérieure et l'artère choroïdienne antérieure ;

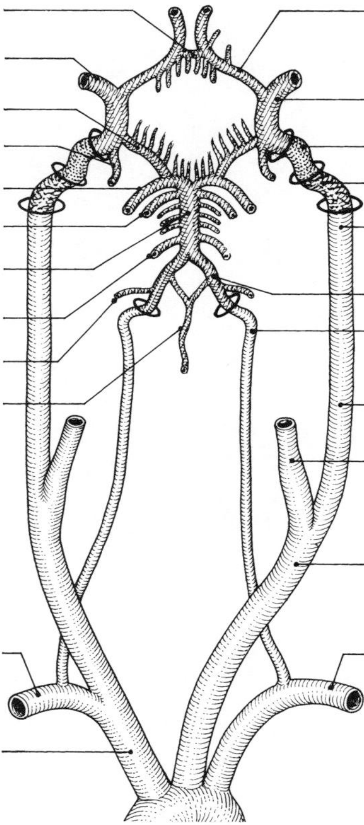

Figure 4. Diagramme des artères du cerveau.

- les branches terminales du tronc basilaire sont les artères cérébrales postérieures.

Contre la face inférieure du cerveau, les artères cérébrales antérieures, moyennes et postérieures réalisent, par leurs anastomoses controlatérales, un système anastomotique appelé polygone de Willis.

La moelle, le rachis, les racines, les nerfs

Moelle

La moelle est un cordon blanchâtre de 42 à 45 cm de longueur et de 1 cm de diamètre environ, enveloppé par les méninges.
Elle est située dans le canal rachidien, jusqu'au disque intervertébral L1-L2 en moyenne. Le canal rachidien est limité en avant par le corps vertébral et les disques intervertébraux, latéralement par les pédicules et en arrière par les deux lames vertébrales.
Elle est traversée par les voies de la motricité (descendantes) et de la sensibilité (ascendantes).
Le renflement cervical C5-T1 répond aux vertèbres C3-T2, le renflement lombaire T10-L4 répond aux vertèbres T10-L1.

Nerfs rachidiens (racines)

Les segments médullaires sont des portions de moelle donnant naissance à une paire de nerfs rachidiens :

- 8 segments cervicaux (C1-C8), qui donnent 8 paires de nerfs rachidiens cervicaux ;
- 12 segments thoraciques (T1-T12), qui donnent 12 paires de nerfs rachidiens thoraciques ;
- 5 segments lombaires (L1-L5), qui donnent 5 paires de nerfs rachidiens lombaires ;
- 5 segments sacrés (S1-S5), qui donnent 5 paires de nerfs rachidiens sacrés ;
- 1 ou 2 segment(s) coccygien(s), qui donne(nt) 1 à 2 paire(s) de nerfs rachidiens coccygiens.

Chaque nerf rachidien se divise en 2 branches :

- une petite branche postérieure : motricité et sensibilité axiale (région dorsale) ;
- une branche antérieure plus volumineuse.

Ces dernières fournissent les troncs d'origine des plexus. Elles innervent les membres (motricité et sensibilité).

Plexus

Au niveau des renflements, les branches antérieures des nerfs rachidiens s'anastomosent en plexus :

- le renflement cervical donne le plexus brachial (segments médullaires C5-T1) ;

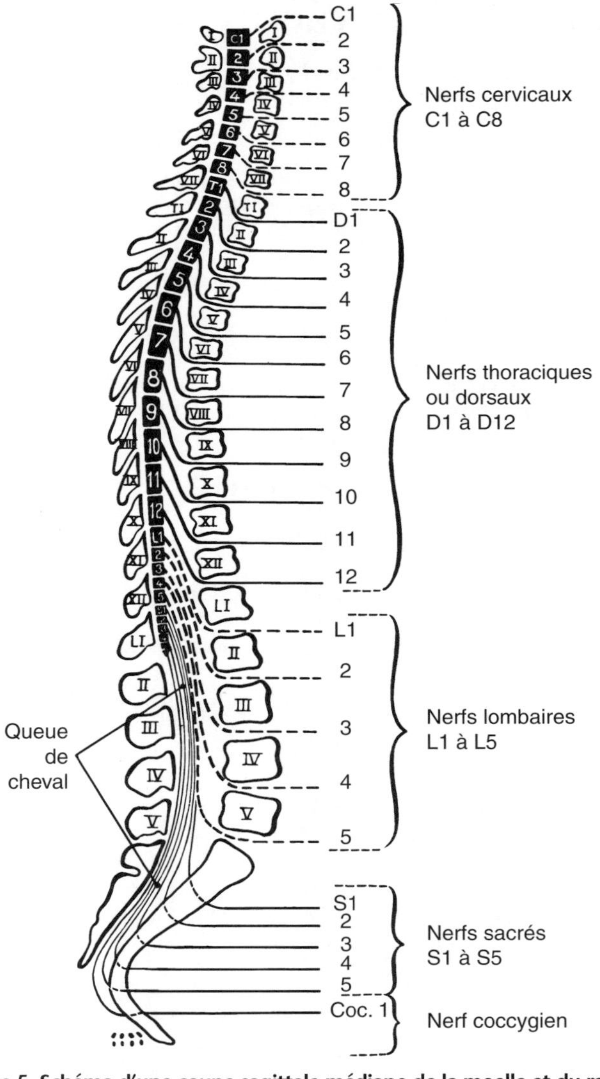

Figure 5. Schéma d'une coupe sagittale médiane de la moelle et du rachis.

- le renflement lombosacré fournit le plexus lombosacré (segments L1-S2).

La pathologie du système nerveux périphérique est fondée sur cette organisation anatomique :

- syndromes radiculaires (sciatique, névralgie cervicobrachiale...) ;
- syndromes plexiques (supérieur, moyen et inférieur) ;
- syndromes tronculaires (mono, multi ou polynévrites).

Vascularisation

La moelle épinière est vascularisée par une artère spinale antérieure et deux artères spinales postérieures qui naissent des artères vertébrales. Ces artères émettent des branches de chaque côté de la moelle et sont renforcées par des artères radiculo-spinales provenant des artères vertébrales et des artères intercostales. Parmi elles, l'artère d'Adamkiewicz est la plus grosse. Elle naît d'une artère intercostale inférieure ou lombaire supérieure et vascularise le renflement lombaire et le cône médullaire.

Les voies motrices

Il existe deux catégories de voies motrices :

- **voie pyramidale**, directe et monosynaptique, qui constitue la voie cortico-spinale directe. Elle est constituée par une chaîne de deux neurones. Le premier neurone est le neurone central, au trajet strictement cortico-spinal. Sa lésion, quel qu'en soit le niveau (cerveau, tronc cérébral, moelle épinière), se traduit par une paralysie centrale, avec spasticité. Le deuxième neurone est le motoneurone de la corne ventrale, ou motoneurone périphérique, dont l'axone forme les fibres nerveuses motrices des racines spinales et des nerfs périphériques. Sa lésion se traduit par une paralysie périphérique, qui est flasque (par exemple : poliomyélite);
- **voie extrapyramidale**, indirecte, polysynaptique : son atteinte se traduit par des troubles moteurs centraux, avec une rigidité de type plastique.

Voie pyramidale

- Voie directe cortico-spinale.
- Responsable de la motricité volontaire.
- Descend du cortex cérébral en formant le faisceau pyramidal qui traverse la capsule interne du cerveau et se dirige verticalement vers le tronc cérébral et la moelle épinière.
- Au niveau du bulbe, le faisceau pyramidal, pour sa plus grande partie (80 % des fibres), croise la ligne médiane (décussation pyramidale) et descend dans la moelle du côté opposé à l'hémisphère cérébral d'origine. Ainsi se trouve individualisé dans le cordon latéral de la moelle le volumineux faisceau pyramidal croisé.

Voie extrapyramidale

- Motricité involontaire, notamment réflexe, et contrôle de la posture.
- Ensemble fonctionnel de voies de transmission polysynaptique car elles mettent en jeu plusieurs neurones entre le cortex moteur et le muscle effecteur et donc plusieurs synapses.

On distingue trois faisceaux principaux :

- le faisceau rubro-spinal (qui part du noyau rouge et suit un trajet parallèle au faisceau cortico-spinal latéral) intervient dans la motricité et la coordination des grands muscles distaux des membres inférieurs et supérieurs. Le noyau rouge ne reçoit aucune afférence du système des ganglions de la base et est lié au système cérébelleux;
- le faisceau vestibulo-spinal est impliqué dans le contrôle de l'équilibre;
- le faisceau réticulo-spinal joue un rôle dans le tonus musculaire, la marche ou les ajustements posturaux automatiques.

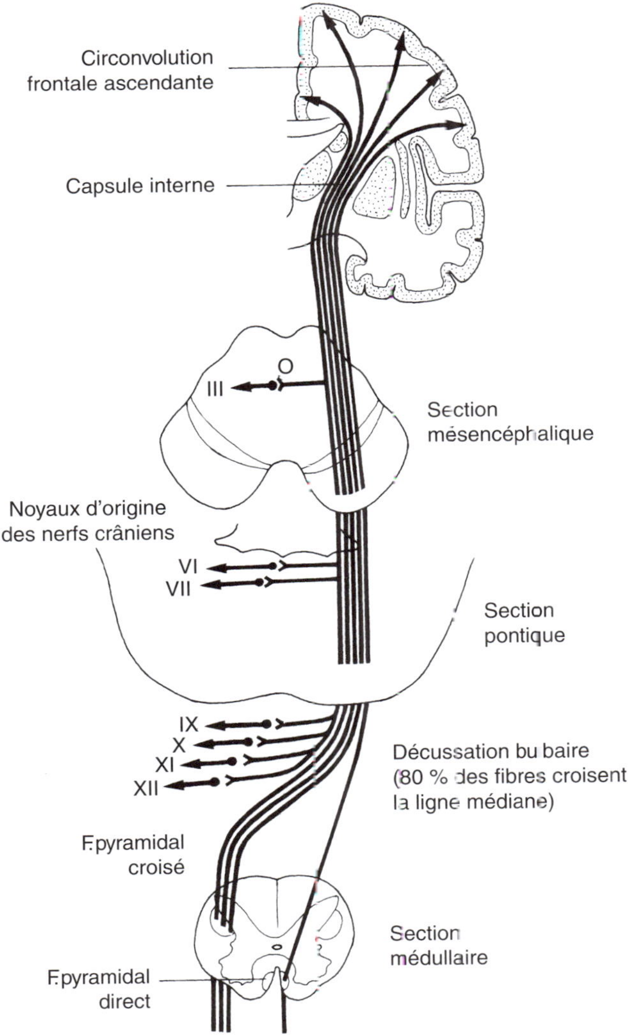

Figure 6. Le faisceau pyramidal.

Terminaisons des voies motrices

- Les axones moteurs centraux des voies pyramidales et extrapyramidales s'articulent dans la corne ventrale avec les motoneurones périphériques.
- Le corps du motoneurone donne un axone moteur, qui quitte la moelle par la racine ventrale des nerfs spinaux puis pénètre dans les troncs nerveux périphériques.
- L'axone présente une arborisation terminale. Chaque branche apporte l'innervation motrice à une fibre musculaire striée, au niveau de la plaque motrice.
- Un motoneurone, son corps cellulaire, son axone et les fibres musculaires qui en dépendent constituent une unité motrice.

La plaque motrice, ou jonction neuromusculaire, est la région où s'établit la synapse entre la fibre nerveuse et la fibre musculaire. La transmission fait intervenir l'acétylcholine.

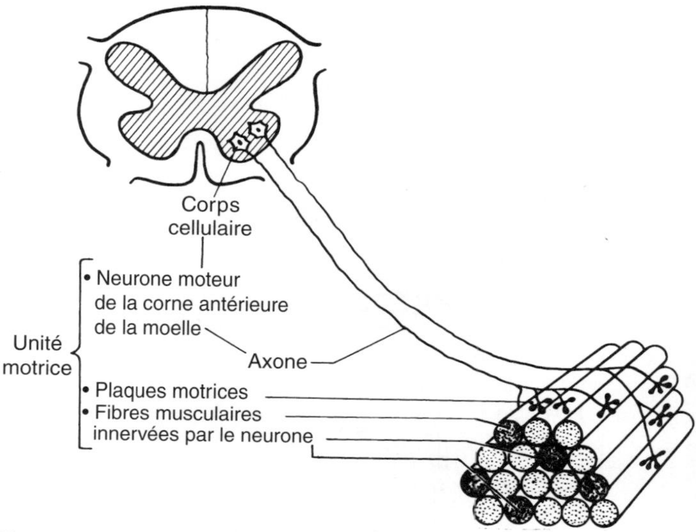

Figure 7. Schéma de la constitution de l'unité motrice.

Les voies sensitives

Anatomophysiologie

On définit deux types de sensibilité, la sensibilité superficielle (sensibilité tactile épicritique et thermoalgique) et la sensibilité profonde.

Récepteurs de la sensibilité (selon stimulus)

Il s'agit des corpuscules de Meissner (récepteurs tactiles pour le tact fin), des thermo-récepteurs, des terminaisons nerveuses libres cutanées (douleur), des proprio-récepteurs dans les aponévroses, du derme des mains, pieds, des capsules articulaires des tissus profonds (sensibilité profonde).

Voie de transmission des sensibilités tactile épicritique et profonde, ou voie lemniscale

Il s'agit des récepteurs → grosses fibres sensitives → racines postérieures → cordon postérieur homolatéral de la moelle → bulbe (noyaux de Goll, Burdach et von Monakow), 2e neurone → décussation dans le bulbe → ruban de Reil médian (lemnisque médian) → noyau ventral postérolatéral du thalamus, 3e neurone → cortex cérébral (circonvolution pariétale ascendante).

Voie de transmission de la sensibilité thermoalgique, ou voie extralemniscale

Il s'agit des récepteurs → petites fibres sensitives → ganglion rachidien (corps cellulaire) → racines postérieures → corne postérieure homolatérale de la moelle, 2e neurone → décussation → faisceau spinothalamique du cordon antérolatéral du côté opposé → voie néospinothalamique (sensibilité thermoalgique bien localisée) vers le thalamus puis cortex cérébral pariétal (voir voie lemniscale) et voie spinoréticulothalamique (sommation spatiale et temporelle des sensibilités) vers la formation réticulée du tronc cérébral puis vers le thalamus, cortex cérébral.
Il existe une interrelation entre ces deux voies : le système lemniscal inhibe le système extralemniscal.

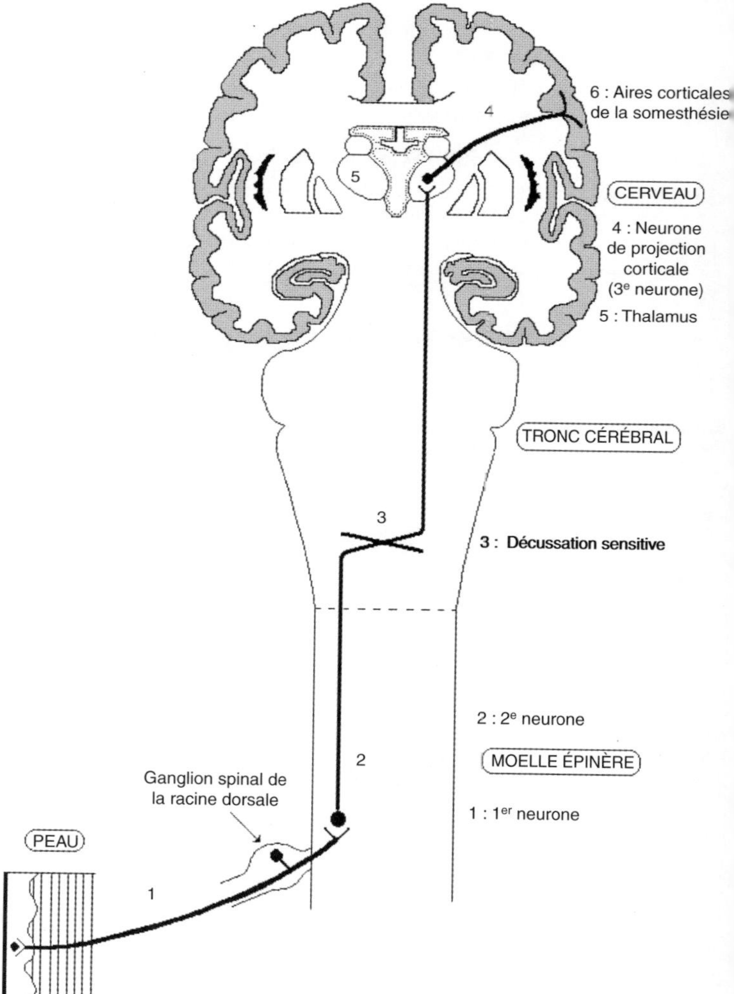

Figure 8. Organisation générale des voies sensitives.

Voie lemniscale

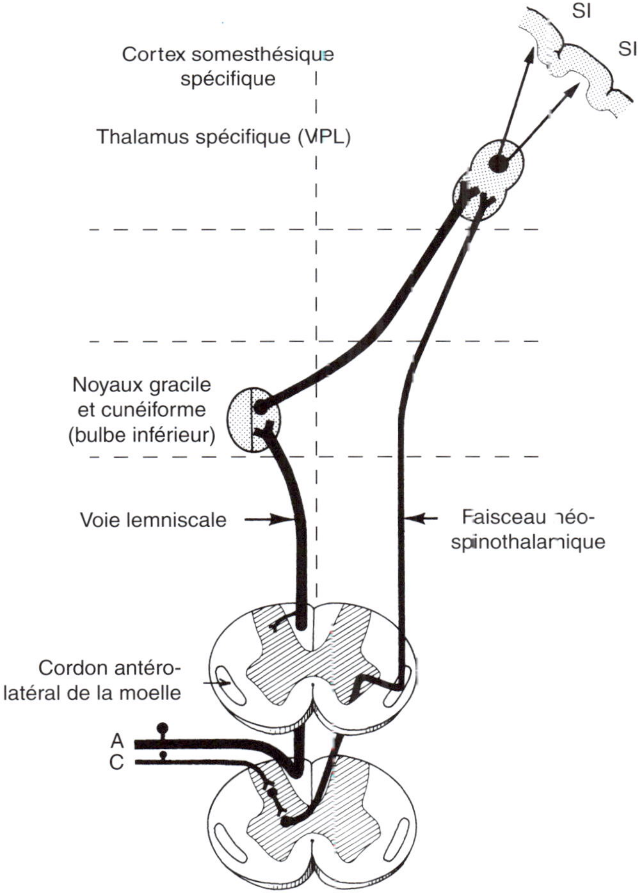

Figure 9. Représentation schématique du système lemniscal.

Voie extralemniscale

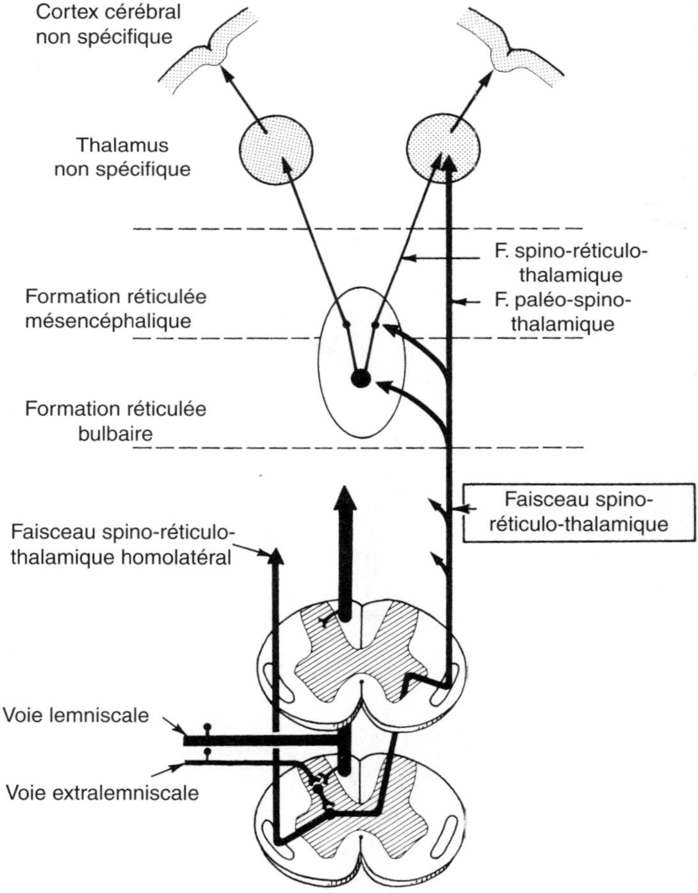

Figure 10. Représentation schématique du système extralemniscal.

Racines sensitives

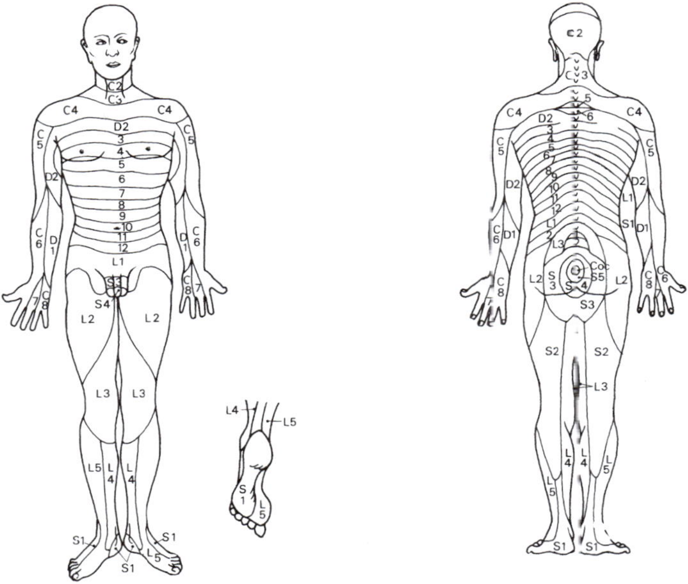

Figure 11. Distribution des racines sensitives.

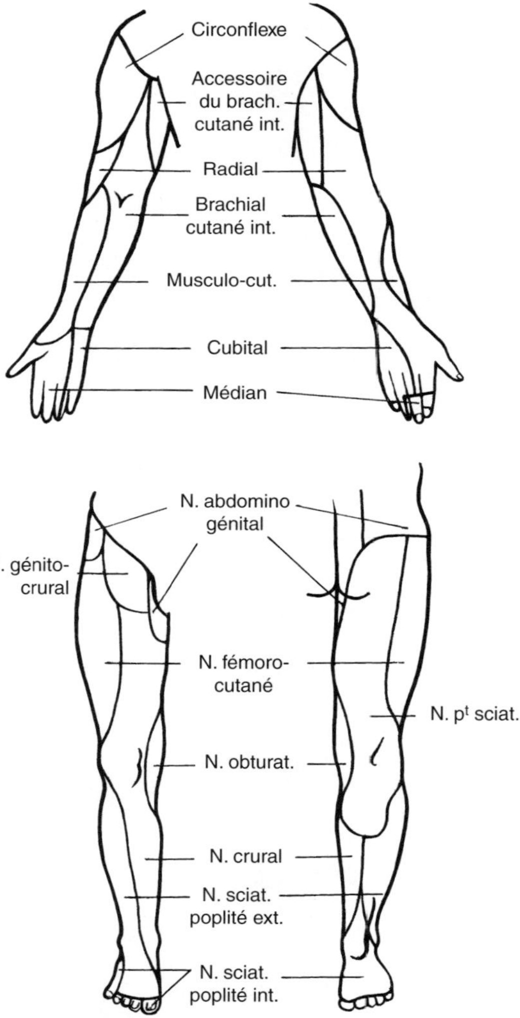

Figure 12. Territoires cutanés des nerfs périphériques des membres.

PARTIE 2

Pathologies

1. Paralysie

Définition

La paralysie est une perte de motricité par diminution ou perte de la contractilité d'un ou de plusieurs muscles, due à des lésions de voies nerveuses ou des muscles : si le phénomène est incomplet, on parle de parésie. Les paralysies d'origine neurologique sont centrales ou périphériques.

- Monoplégie : paralysie d'un petit groupe de muscles ou d'un membre.
- Diplégie : paralysie des 2 membres supérieurs ou inférieurs.
- Quadriplégie = tétraplégie : paralysie des 4 membres.
- Paraplégie : atteinte de la partie inférieure du corps.
- Hémiplégie : paralysie de la moitié droite ou gauche du corps.

Étiologies

Origine centrale

Due à une lésion au niveau du cerveau, du tronc cérébral ou de la moelle épinière (hémiplégie proportionnelle si elle touche de façon comparable l'ensemble d'un hémicorps ou non proportionnelle, paraplégie, tétraplégie) : accident vasculaire cérébral, traumatismes, tumeurs cérébrales, SEP, myélite, infection (abcès cérébral, poliomyélite).

Origine périphérique

Due à l'atteinte d'une ou plusieurs racines, ou bien d'un ou plusieurs nerfs. Par exemple, paralysie radiale, paralysie du nerf médian (comme dans le syndrome du canal carpien), syndrome de Guillain-Barré.

Diagnostic

Examen clinique

Interrogatoire

Recherche d'antécédents, mode d'installation de la paralysie.

Testing musculaire

- 0 : aucune contraction (paralysie totale).
- 1 : contraction visible n'entraînant aucun mouvement.

- 2 : contraction permettant le mouvement en l'absence de pesanteur.
- 3 : contraction permettant le mouvement contre la pesanteur.
- 4 : contraction permettant le mouvement contre résistance.
- 5 : force musculaire normale.

Réflexes ostéotendineux

- Recherche de syndrome pyramidal (réflexes vifs, polycinétiques, diffus, signe de Babinski) si atteinte centrale, réflexes faibles ou abolis si atteinte périphérique.
- Recherche d'amyotrophie (surtout présente en cas d'atteinte périphérique).
- Recherche d'autres signes neurologiques associés.

Examens complémentaires

- Imagerie cérébrale (TDM ou IRM) et/ou médullaire (IRM) si atteinte centrale suspectée.
- EMG si atteinte périphérique suspectée.

Complications

- L'algoneurodystrophie est un syndrome douloureux caractérisé par un ensemble de symptômes touchant des articulations, après un traumatisme, une intervention chirurgicale même minime, de cause neurologique ou vasculaire.
- Clinique : douleur entraînant une impotence, troubles trophiques avec troubles vasomoteurs (œdème, modification de la température et de l'aspect de la peau), déminéralisation épiphysaire retardée aux examens radiologiques.
- Traitement antalgique. Prévention++.

Traitement

- Traitement étiologique.
- Kinésithérapie +++.
- Si paralysie faciale : occlusion palpébrale nocturne, pommade oculaire vitamine A, larmes artificielles +++ (sinon risque de kératite).
- Prévention thrombophlébitique : bas de contention, héparine de bas poids moléculaire SC.
- Traitement antispastique : baclofène *(Liorésal)*, dantrolène *(Dantrium)*, si spasticité pyramidale.
- Installation du patient, prévention d'escarres.
- Prévention du risque de chutes.
- Aide à la toilette, à l'alimentation, si besoin.

Conduite à tenir IDE

La prise en charge d'un patient atteint d'une hémiplégie est différente et varie selon 3 phases d'évolution :

- phase aiguë ou perte d'autonomie (hospitalisation en service de soins intensifs/service de médecine);
- phase de récupération ou d'acquisition de l'autonomie (hospitalisation en soins de suite et de rééducation);
- phase chronique ou d'autonomie déficitaire.

Phase aiguë ou perte d'autonomie

Prévention des complications du décubitus, prévention des rétractions tendineuses, de l'ankylose et de l'algoneurodystrophie

- Décubitus dorsal sur matelas anti-escarres, pied à angle droit, bras en adduction.
- Barrières de sécurité.
- Ne pas coucher le patient du côté paralysé. Changement de position toutes les 3 heures pour éviter la compression tissulaire.
- Maintien du membre déficitaire : au lit ou au fauteuil, avant-bras posé sur un oreiller maintenant le coude, main légèrement surélevée.
- Mobilisation passive des membres et des articulations pour éviter l'ankylose.
- Lors du lever, ne pas tirer sur le bras paralysé mais maintien par thorax, aisselle, hanche.
- Pas de prise de sang, de perfusion, ni de prise de TA au bras paralysé.
- Surveillance cutanée : rougeurs.
- Si paralysie faciale : occlusion palpébrale nocturne, pommade oculaire vitamine A, larmes artificielles +++ (sinon risque kératite).
- Prévention thrombophlébitique : bas de contention, héparine de bas poids moléculaire SC.
- Traitement antispastique : baclofène *(Liorésal)*, dantrolène *(Dantrium)*, si spasticité.

Conduite à tenir IDE

Suppléance lors des soins quotidiens

- Toilette : aide, à renouveler si incontinence urinaire/fécale pour éviter la macération tissulaire.
- Habillement : chemise américaine, fonctionnelle, à enfiler par le bras déficitaire.
- Alimentation : si troubles de la déglutition, perfusion ou pose de sonde gastrique sur prescription médicale. Sinon aide à l'alimentation si besoin.
- Élimination urinaire : souvent rétention d'urine ou incontinence ; chez l'homme, pose de Pénilex, chez la femme, protections. Si rétention d'urine : sonde urinaire sur prescription médicale. Surveillance diurèse quotidienne, bandelette urinaire si urines foncées, malodorantes ; si positive, ECBU sur prescription médicale.
- Élimination intestinale : risque de constipation/fécalome (alitement, changement d'alimentation), surveillance du nombre de selles, laxatifs, alimentation riche en fibres, hydratation.
- Encombrement pulmonaire : surveillance de l'encombrement, température, kinésithérapie respiratoire, aspiration si besoin. Risque d'infection pulmonaire.

Phase de récupération ou d'acquisition de l'autonomie

- Assurer un maximum de confort, obtenir la collaboration du patient pour une récupération maximale.
- Surveillance de l'état psychologique du patient (plusieurs phases) : révolte, agressivité, repli sur soi, refus de s'alimenter et de collaborer ; antidépresseur sur prescription médicale.
- Collaboration avec l'entourage familial : risques d'altération de la dynamique familiale, d'atteinte à l'image corporelle, de sentiment d'impuissance, de peur et de chutes.
- Faire preuve d'une grande patience, écouter le patient et l'encourager à exprimer verbalement ses sentiments.
- Participation du patient aux soins de la vie quotidienne : toilette, habillement, alimentation, élimination.
- Dès l'acquisition d'une certaine autonomie : inciter le patient à se mobiliser seul avec du matériel approprié (perroquet, barrière au lit pour position latérale).

Conduite à tenir IDE

- Mise au fauteuil sur prescription médicale.
- Premier lever : progressif, sous surveillance de la TA, avec le kinésithérapeute, inférieur à 30 minutes.
- Station debout : port d'une écharpe avec main plus haute que le coude du côté paralysé.

Phase chronique ou d'autonomie déficitaire

- Rééducation sur une période de 6 à 18 mois, après quoi la prise en charge ne relève plus de la rééducation.
- Handicap définitif : prise en charge pour éviter l'aggravation et maintenir l'autonomie acquise.
- Problèmes psychologiques du patient majorés par problèmes de réinsertion familiale à domicile, socioéconomiques, de réinsertion professionnelle.
- Aménagements du domicile si besoin, cannes anglaises, tripodes…
- Contact avec association de malades.
- Si retour à domicile impossible : service de longue durée.

2. Troubles de la sensibilité

Définitions

- Paresthésie : signes subjectifs, sensations anormales, spontanées non douloureuses, comme un engourdissement, fourmillements, picotements.
- Perte de la sensibilité : abolition d'un ou de différents types de sensibilité (anesthésie), ou diminution (hypoesthésie).
- Hyperesthésie : exacerbation de la sensibilité douloureuse et tendance à transformer les sensations tactiles en sensations douloureuses.
- Dysesthésie : sensation anormale non motivée par un stimulus extérieur ou provoquée par un contact normal, mais dont la perception se trouve déformée.

Étiologies

- Atteinte du système nerveux central : lésion cérébrale touchant le cortex pariétal, thalamus, atteinte médullaire (exemple : AVC, myélite, abcès, tumeur…).
- Atteinte du système nerveux périphérique : toutes les neuropathies.

Diagnostic

Signes fonctionnels

Douleurs, paresthésies, sensations de brûlure, hypoesthésie, dysesthésie.

Examen clinique

- Sensibilité superficielle :
  - tactile épicritique : attouchements légers avec la pulpe du doigt/coton;
  - douloureuse : piqûre de la peau;
  - thermique : tubes d'eau chaude/froide sur la peau;
  - stéréognosie : reconnaître les yeux fermés divers objets placés dans la main.
- Sensibilité profonde (proprioceptive) :
  - arthrokinétique : sens de position des orteils, doigts, articulations les yeux fermés;
  - pallesthésique : sensibilité osseuse à la vibration.

- Recherche d'autres signes neurologiques pour préciser la localisation neurologique (réflexes ostéotendineux, syndrome pyramidal, motricité…).

Sémiologie sensitive topographique

- Lésions du système nerveux périphérique (territoire d'un nerf ou d'une racine) : polyneuropathies, radiculopathie (sciatique, par exemple), multinévrite (mononévrite multiple).
- Lésions de la moelle :
  - syndrome cordonal postérieur (sensibilité profonde);
  - syndrome radiculo-cordonal postérieur (syndrome cordonal postérieur, aréflexie, douleur radiculaire);
  - syndrome syringomyélique (lésion centromédullaire, atteinte dissociée avec trouble de la sensibilité thermoalgique et conservation de la sensibilité tactile, dans un territoire suspendu);
  - syndrome spino-thalamique (anesthésie thermoalgique de l'hémicorps controlatéral sous-jacent à la lésion, sensibilités tactile et profonde conservées);
  - syndrome de Brown-Sequard (lésion de l'hémi-moelle, syndrome cordonal postérieur et pyramidal du côté de la lésion, et syndrome spino-thalamique controlatéral).
- Lésions du tronc cérébral : syndrome de Wallenberg avec syndrome sensitif alterne (anesthésie thermoalgique de l'hémicorps controlatéral à la lésion par atteinte du faisceau spino-thalamique et anesthésie thermoalgique de l'hémiface homolatérale par atteinte du trijumeau).
- Lésions thalamiques : troubles sensitifs controlatéraux prédominant sur les sensibilités tactile, profonde, phénomène de la main instable ataxique, astéréognosie. Hyperpathie thalamique douloureuse.
- Lésions du cortex pariétal : trouble de la sensibilité controlatérale.

Examens complémentaires

- Imagerie selon localisation de la lésion : scanner, IRM cérébral, IRM médullaire.
- Étude des vitesses de conduction sensitive par EMG.
- Potentiels évoqués somesthésiques.

Conduite à tenir IDE

- Évaluation de la douleur et traitement (voir fiche n° 3 : Douleur).
- Risque de chutes (si atteinte sensibilité profonde : ataxie proprioceptive), kinésithérapie avec rééducation proprioceptive.
- Risque de brûlure (si atteinte thermique), et de maux perforants (si atteinte algique), éducation du patient par rapport à ces risques.

3. Douleur

Définition

- Douleur : expérience sensorielle et émotionnelle désagréable associée à un dommage tissulaire présent ou potentiel, ou décrite en termes d'un tel dommage. Certaines douleurs sont des douleurs projetées car le siège de la douleur n'est pas forcément au niveau de la douleur décrite. Il faut différencier la douleur somatique de la souffrance. On peut souffrir sans avoir de douleur corporelle et la douleur corporelle peut envahir tout le psychisme.
- Douleur neuropathique : atteinte organique des voies de conduction de la douleur.
- Douleur par excès de nociception : atteinte des récepteurs.

Physiopathologie

On distingue 2 types de fibres : les fibres de petit calibre (non myélinisées, de transmission lente) et les fibres de gros calibre (myélinisées, de transmission rapide).

Il existe 3 types de récepteurs : sensibles à la pression, à la variation de température, à la variation chimique.

L'information provenant des fibres de petit calibre est freinée par la substance P (endorphine) sécrétée par les fibres de gros calibre.

Évaluation de la douleur

La douleur est subjective :

- seul le patient connaît et peut exprimer sa douleur;
- toute douleur est une vraie douleur;
- il ne faut pas interpréter la douleur de l'autre.

Principes d'évaluation

- Connaissance globale du patient : entretien d'accueil ou recueil de données.
- Écoute du patient : entretien sans questions; revenir voir le patient à plusieurs reprises.
- Utiliser les critères d'évaluation adaptés aux contextes pathologique et socioculturel.
- Réévaluation à l'aide de l'échelle utilisée initialement.

En pratique

- Où : localisation de la douleur.
- Quand : les heures de manifestation de la douleur.
- Comment : examen clinique/ressenti du patient.
- Combien : intensité de la douleur.

Autoévaluation

Échelle visuelle analogique (EVA)

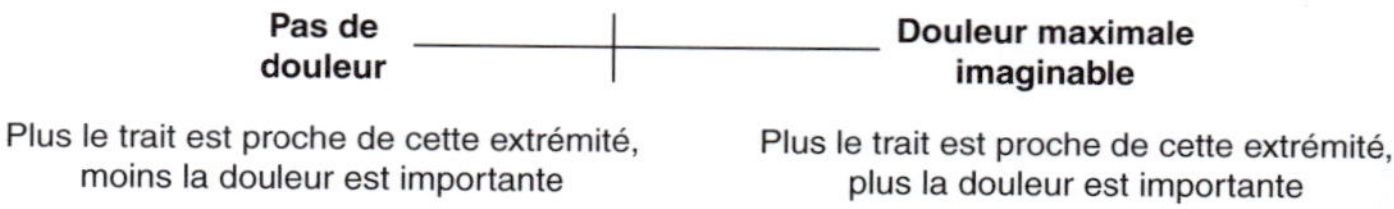

Figure 3.1. Échelle visuelle analogique.

Échelle numérique (EN)

Échelle cotée de 0 à 10 (0 = pas de douleur, 10 = douleur maximale inimaginable).

Échelle verbale simple (EVS)

Douleur absente, faible, modérée, intense, extrêmement intense.

Hétéroévaluation

Échelle comportementale de type Doloplus 2 (somatique, psychosocial, psychomoteur)

- Score sur 30, à réaliser plusieurs fois par équipe, avec un délai entre chaque évaluation.
- L'échelle est valide lorsque 5 items au moins sont remplis et cela même si aucun des items relevant du psychomoteur ou du psychosocial n'est retenu. Traitement à partir de 5/30.

Échelle comportementale chez la personne âgée non communicante (ECPA)

- Elle se fonde sur une évaluation avant et pendant le soin (il faut être 2 auprès du malade).
- Il faut tenter de saisir les fluctuations de l'état du patient aux différents moments de la journée.
- Certains items sont difficiles à interpréter, en particulier chez les patients en neurologie.

Tableau 1. Échelle Doloplus 2 : observation comportementale.

1. Plaintes somatiques	Pas de plainte Plaintes uniquement à la sollicitation Plaintes spontanées occasionnelles Plaintes spontanées continues	0 1 2 3
2. Positions antalgiques au repos	Pas de position antalgique Le sujet évite certaines positions de façon occasionnelle Position antalgique permanente et efficace Position antalgique permanente inefficace	0 1 2 3
3. Protection des zones douloureuses	Pas de protection Protection à la sollicitation n'empêchant pas la poursuite de l'examen ou des soins Protection à la sollicitation empêchant tout examen ou les soins Protection au repos, en l'absence de toute sollicitation	0 1 2 3
4. Mimique	Mimique habituelle Mimique semblant exprimer la douleur à la sollicitation Mimique semblant exprimer la douleur en l'absence de toute sollicitation Mimique inexpressive en permanence et de manière inhabituelle	0 1 2 3
5. Sommeil	Sommeil habituel Difficultés d'endormissement Réveils fréquents (agitation motrice) Insomnie avec retentissement sur les phases d'éveil	0 1 2 3
6. Toilette et/ou habillage	Possibilités habituelles inchangées Possibilités habituelles peu diminuées (précautionneux mais complet) Possibilités habituelles très diminuées, toilette et/ou habillage étant difficiles et partiels Toilette et/ou habillage impossibles, le malade exprimant son opposition à toute tentative	0 1 2 3

7. Mouvements	Possibilités habituelles inchangées Possibilités habituelles actives limitées (le malade évite certains mouvements, diminue son périmètre de marche…) Possibilités habituelles actives et passives limitées (même aidé, le malade évite les mouvements) Mouvements impossibles, toute mobilisation entraînant une opposition	0 1 2 3
8. Communication	Inchangée Intensifiée (la personne attire l'attention de manière inhabituelle) Diminuée (la personne s'isole) Absence ou refus de toute communication	0 1 2 3
9. Vie sociale	Participation habituelle aux différentes activités (repas, animations, ateliers thérapeutiques) Participation aux différentes activités uniquement à la sollicitation Refus partiel de participation aux différentes activités Refus de toute vie sociale	0 1 2 3
10. Troubles du comportement	Comportement habituel Troubles du comportement à la sollicitation itératifs Troubles du comportement à la sollicitation permanents Troubles du comportement permanents (en dehors de toute sollicitation)	0 1 2 3
	Score	

Tableau 2. Échelle ECPA.

I. Observation avant les soins
1. Expression du visage : regard et mimique 0 : visage détendu 1 : visage soucieux 2 : le sujet grimace de temps en temps 3 : regard effrayé et/ou visage crispé 4 : expression complètement figée
2. Position spontanée au repos (recherche d'une attitude ou d'une position antalgique) 0 : aucune position antalgique 1 : le sujet évite une position 2 : le sujet choisit une position antalgique 3 : le sujet recherche sans succès une position antalgique 4 : le sujet reste immobile comme cloué par la douleur
3. Mouvements (ou mobilité) du patient (hors et/ou dans le lit) 0 : le sujet bouge ou ne bouge pas comme d'habitude* 1 : le sujet bouge comme d'habitude* mais évite certains mouvements 2 : lenteur, rareté des mouvements contrairement à son habitude* 3 : immobilité contrairement à son habitude* 4 : rareté des mouvements** ou forte agitation, contrairement à son habitude*
4. Relation à autrui (il s'agit de tout type de relation quel qu'en soit le type : regard, geste, expression…) 0 : même type de contact que d'habitude* 1 : contact plus difficile à établir que d'habitude* 2 : évite la relation contrairement à l'habitude* 3 : absence de tout contact contrairement à l'habitude* 4 : indifférence totale contrairement à l'habitude*
II. Observation pendant les soins
5. Anticipation anxieuse aux soins 0 : le sujet ne montre pas d'anxiété 1 : angoisse du regard, impression de peur 2 : sujet agité 3 : sujet agressif 4 : cris, soupirs, gémissements

pathologies

▶

6. Réactions pendant la mobilisation
0 : le sujet se laisse mobiliser ou se mobilise sans y accorder une importance particulière
1 : le sujet a un regard attentif et semble craindre la mobilisation ou les soins
2 : le sujet retient de la main ou guide les gestes lors de la mobilisation ou des soins
3 : le sujet adopte une position antalgique lors de la mobilisation ou des soins
4 : le sujet s'oppose à la mobilisation ou aux soins

7. Réactions pendant les soins des zones douloureuses
0 : aucune réaction pendant les soins
1 : réaction pendant les soins, sans plus
2 : réaction au **toucher** des zones douloureuses
3 : réaction à l'**effleurement** des zones douloureuses
4 : l'approche des zones est impossible

8. Plaintes exprimées pendant les soins
0 : le sujet ne se plaint pas
1 : le sujet se plaint si le soignant s'adresse à lui
2 : le sujet se plaint en présence du soignant
3 : le sujet gémit ou pleure silencieusement dès qu'on le soigne
4 : le sujet crie ou se plaint violemment dès qu'on le soigne

Les patients en état végétatif ne peuvent être évalués par cette échelle.
* Se référer aux jours précédents.
** Ou prostration.

Traitement

Principes de prescription

Par voie orale, à intervalles réguliers, guidés par une échelle d'intensité de la douleur, de façon adaptée aux besoins individuels.

Traitement de la douleur par excès de nociception

- 1e palier OMS : paracétamol, AINS.
- 2e palier OMS : opioïdes faibles (dextropropoxyphène, codéine, dihydrocodéine, tramadol) +/- antalgiques de palier 1.
- 3e palier OMS : opioïdes forts (morphine, hydromorphine, fentanyl, buprénorphine) +/- antalgiques non opioïdes.

Voir fiche n° 45 : Opioïdes.

Traitement de la douleur neuropathique

- Douleur continue : antidépresseur tricyclique (amitryptiline *Laroxyl*, imipramine *Tofranil*, et pour la neuropathie diabétique, duloxétine *Cymbalta*), et benzodiazépines (clonazépam *Rivotril*).
- Douleur paroxystique : antiépileptiques (clonazépam *Rivotril*, carbamazépine *Tégrétol*, gabapentine *Neurontin*)

Traitements co-antalgiques

- Non-médicamenteux selon contexte : radiothérapie antalgique sur métastases vertébrales par exemple.
- Rééducation fonctionnelle : contention, orthèses, kinésithérapie, physiothérapie (massages, ultrasons…)
- Psychothérapie : relaxation, thérapie cognitivo-comportementale, hypnose…
- Médicaments selon étiologie (benzodiazépines, corcticoïdes, antidépresseur, biphosphonates…)

Conduite à tenir IDE

Relation avec le patient

- Établir une relation de confiance avec la personne souffrante. Il est impossible d'établir une relation de qualité et de confiance si le patient n'est pas « confortable ».
- Effet placebo ou nocebo de la relation.
- L'expression des symptômes par le patient n'est pas la même avec tous les interlocuteurs; le patient choisit parfois un interlocuteur privilégié. La gestion des symptômes est primordiale; c'est pourquoi il est important de rechercher et d'évaluer les symptômes d'inconfort.
- Il faut préciser la cause des symptômes.
- Les symptômes ont une répercussion sur le moral, la qualité de vie, la vie sociale, l'entourage.

Projet de soins

- À établir en équipe :
  - communication interdisciplinaire à instaurer;
  - médecin et équipe paramédicale doivent avoir le même projet pour le patient.
- Encourager la participation du patient et de son entourage :
  - expliquer ce qui est fait et décidé;
  - montrer que la prise en charge de la douleur est une préoccupation de tous dans le service;
  - elle doit se traduire par des actes : il existe une stratégie connue et suivie par tous.

Rôle de l'infirmier

- Évaluer les besoins physiques : soins techniques et application des thérapeutiques.
- Évaluer les besoins psychoaffectifs et spirituels : apporter des réponses.
- Évaluer les besoins familiaux et sociaux : soins relationnels.

4. Agnosie

Définition

Trouble de la reconnaissance des objets, du corps ou de l'espace extracorporel. Déficit de la composante cérébrale de l'acte perceptif. Sont exclus : déficit sensitif, sensoriel et intellectuel important.

Physiopathologie

- Synthèse cérébrale complexe entre les impressions sensitivosensorielles venues du monde extérieur et les connaissances antérieurement acquises par l'individu.
- Stimuli spécifiques (couleur, matière, volume, luminosité, etc.) excitant les aires de projection primaire du cortex cérébral et rôle des aires corticales associatives dans l'analyse, la sélection et l'intégration des sensations élémentaires pour identifier les objets.

Formes cliniques

Agnosie tactile ou astéréognosie

- Trouble de la reconnaissance des objets par la palpation en l'absence de toute information visuelle ou auditive.
- Trouble de la reconnaissance de la matière, du poids, du volume, de la forme.
- Lésion du cortex pariétal.

Agnosie auditive

- Surdité corticale : incapacité d'identifier les sons, bruits familiers, musiques. Audiométrie normale. Lésions bilatérales de la zone de Heschl.
- Surdité verbale : incompréhension du langage parlé (voir fiche 5 : Aphasie).
- Amusie : incapacité d'identifier les mélodies, les rythmes et les timbres. Participation du lobe temporal droit prédominant.

Agnosie visuelle

- Agnosie des objets et des images ou cécité corticale : incapacité de reconnaître, de dénommer les objets présentés visuellement. La reconnaissance est normale par les autres informations sensitivosensorielles. Lésion occipitale gauche.

- Achromatopsie : incapacité de reconnaître les couleurs. Souvent associée à une alexie et hémianopsie latérale homonyme. Lésion hémisphérique postérieure gauche.
- Prosopagnosie : incapacité de reconnaître les visages connus. Mais reconnaissance possible par leur voix, les vêtements portés, etc. Lésion temporo-occipitale droite ou bilatérale.
- Agnosie des symboles graphiques : incapacité de reconnaître les lettres et les chiffres. L'alexie en est l'une des formes les plus fréquentes. Lésion du pli courbe ou du corps calleux.

Agnosie spatiale ou négligence spatiale unilatérale

Trouble latéralisé de la connaissance de l'espace touchant la perception (hémi-inattention), l'action (négligence motrice), la représentation. Le patient néglige des objets ou des personnes du côté gauche. Plurimodale : négligence visuelle, auditive, somesthésique, motrice. Lésion postérieure de l'hémisphère droit (héminégligence).

Asomatognosie

- Trouble de la reconnaissance de son propre corps.
- Unilatérale : lésion de l'hémisphère mineur; intensité variable, de la méconnaissance totale à la simple négligence de l'hémicorps.
- Bilatérale : lésions de l'hémisphère dominant.
- Auto-topoagnosie : impossibilité de localiser et de désigner les différentes parties du corps.
- Agnosie digitale : incapacité d'identifier ses propres doigts ou ceux de l'examinateur.
- Indistinction droite-gauche.

Étiologies

- Accidents vasculaires cérébraux (territoire de la cérébrale postérieure, branches postérieures de la sylvienne), hémorragies cérébrales.
- Traumatismes.
- Tumeurs cérébrales.
- Causes infectieuses, abcès.
- Causes neurodégénératives.

5. Aphasie

Définition

- Trouble acquis de l'expression et de la compréhension du langage, oral ou écrit.
- Sont exclus : dysfonctionnement de la musculature pharyngo-laryngée, confusion, atteinte sensorielle, trouble psychiatrique.

Physiopathologie

L'élaboration du langage se situe dans le cortex cérébral, dans l'hémisphère gauche, avec 3 parties concernées :

- partie antérieure frontale (aire de Broca) : 3e circonvolution frontale, opercule frontal ;
- partie inférieure temporale (aire de Wernicke) : 1re et 2e circonvolutions temporales, gyrus supramarginalis ;
- partie postérieure : pli courbe.

Voir Partie 1 : anatomie du cerveau.

Clinique

Examen d'un aphasique

- Langage oral :
  - expression : langage spontané, répétition de mots et de phrases, formulation de séries (jours de la semaine), dénomination d'objets/images, description d'une scène imagée, récit d'une histoire connue ;
  - compréhension : désignation d'objets/images, exécution d'ordres simples (lever la main, toucher le nez), exécution d'ordres semi-complexes (mettre la main droite sur l'oreille gauche), exécution d'ordres complexes (« Tapez 2 fois chacune de vos épaules avec 2 doigts en fermant les yeux »).
- Langage écrit :
  - lecture : identification lettres/syllabes/mots, lecture à voix haute, exécution d'ordres écrits (compréhension), correspondance de mots écrits et d'images, de phrases écrites et d'actions ;
  - écriture : spontanée, dictée, copiée.
- Épreuves plus élaborées : définitions de mots/proverbes, construction d'une phrase avec 2–3 mots fournis, interprétation de texte entendu ou lu, synonymes/antonymes…

pathologies

Sémiologie

- Perturbations phonétiques : trouble de la réalisation motrice des phonèmes (mauvais fonctionnement des groupes musculaires impliqués dans la production de la parole : dysarthrie).
- Perturbations (paraphasies) phonémiques : trouble de l'agencement des phonèmes pour constituer un mot (« colomotive » pour locomotive).
- Perturbations (paraphasie) sémantiques : mot appartenant au même champ sémantique que la cible (par exemple, fauteuil pour chaise).
- Perturbations (paraphasies) verbales : mot appartenant au lexique de la langue mais sans lien sémantique avec la cible (par exemple, cheval pour pied).
- Perturbation (paraphasies) verbale morphologique : mot appartenant au lexique de la langue et proche morphologiquement de la cible (par exemple, boulon pour bouton).
- Manque du mot.
- Trouble de l'élaboration syntaxique : mauvaises constructions de phrases, absence d'usage de verbes ou de mots grammaticaux…
- Trouble de la compréhension.

On oppose les aphasies non fluentes (réduction du discours et compréhension ± préservée) aux aphasies fluentes (production abondante parfois jargonnée, pouvant aller jusqu'à la logorrhée, et compréhension ± abolie).

Principaux syndromes aphasiques

Aphasie de Broca

- Aphasie non fluente :
  - manque du mot, dysarthrie, rôle facilitant de l'ébauche orale ;
  - compréhension d'ordres simples conservée ++ mais difficulté de compréhension des ordres complexes ;
  - répétition abolie.
- Lésion de l'aire de Broca, souvent associée à une hémiplégie droite, une hémianesthésie droite.

Aphasie de Wernicke

- Aphasie fluente :
  - langage spontané fluent mais inintelligible (paraphasies phonémiques/sémantiques, logorrhée, jargon), dénomination impossible ;
  - trouble prédominant de la compréhension, orale (quasi-surdité verbale) comme écrite (alexie) ;
  - répétition perturbée ;
  - anosognosie.

- Lésion de l'aire de Wernicke : temporale supérieure postérieure (carrefour temporopariétal), associée à une hémianopsie latérale homonyme droite, ± hémiplégie.

Aphasie de conduction

- Aphasie fluente :
  - dysyntaxie (trouble de la programmation des phrases), paraphasies phonémiques;
  - compréhension préservée (orale et écrite);
  - trouble des transpositions (répétition des phrases, écriture dictée, lecture à haute voix).
- Lésion de l'opercule pariétal (interruption des connexions entre les zones de Broca et Wernicke : faisceau arqué).

Aphasie transcorticale motrice

- Aphasie non fluente :
  - trouble de l'initiation du langage : difficulté à commencer les phrases, manque du mot, paraphasies;
  - compréhension préservée;
  - répétition préservée;
- Régions préfrontales et frontales dorsolatérales.

Aphasie transcorticale sensorielle

- Aphasie fluente :
  - langage spontané fluent, mais paraphasies, jargon;
  - trouble de la compréhension;
  - répétition préservée (différence avec aphasie de Wernicke).
- Lésion de la partie inférieure du lobe temporal gauche.

Surdité verbale

- Aphasie fluente :
  - parole spontanée, écriture et lecture normales;
  - trouble réceptif total du langage parlé.
- Lésion gauche temporale T1.

Aphasie globale

- Aphasie non fluente :
  - réduction massive de l'expression pouvant aller jusqu'au mutisme;
  - compréhension abolie;
  - répétition abolie.
- Lésion du territoire antéropostérieur large.

Étiologies

- Accidents vasculaires cérébraux de l'hémisphère dominant (territoire sylvien total, sylvien superficiel ou profond, branches pariétotemporales de la sylvienne, territoire de la cérébrale postérieure), hémorragies cérébrales ou cérébroméningées.
- Traumatismes.
- Tumeurs cérébrales.
- Causes infectieuses, notamment abcès et encéphalite herpétique.
- Causes neurodégénératives : aphasie primaire progressive ou maladie d'Alzheimer au stade avancé.

Conduite à tenir IDE

- Orthophoniste +++.
- Soutien psychologique : souvent patient rejeté par la famille car confusion entre trouble du caractère et mutisme; information à la famille indispensable sur les réelles capacités du patient.
- Stimuler le patient +++ (verbaliser chaque geste, donner un « bain de langage »).
- Rééducation au plus tôt dès que l'état général le permet.
- La durée de la rééducation est extrêmement variable selon la cause et le type d'aphasie, la sévérité des problèmes, l'évolution et la motivation de la personne atteinte; durée de plusieurs mois à plusieurs années.

Vous parlez à un patient aphasique

- Assurez-vous que vous avez son attention : pas de bruit de fond.
- Ne criez pas : le patient aphasique n'est pas sourd…
- Faites des phrases courtes +++.
- Placez-vous de façon qu'il puisse voir vos lèvres, votre mimique, vos gestes.
- Parlez normalement, mais distinctement avec des mots et des structures de phrases simples.
- Posez-lui des questions significatives en relation avec l'activité qu'il est en train de faire plutôt que sur des sujets abstraits et complexes.
- Au début, posez des questions auxquelles il peut répondre par un oui ou un non, ou par un geste (questions fermées).

Conduite à tenir IDE

- Puis, donnez-lui des choix de réponses («Voulez-vous boire un thé ou un café?») : questions semi-ouvertes.
- Facilitez la production verbale en demandant de compléter la phrase («Voulez-vous boire une tasse de …») ou en donnant la première syllabe du mot («ca» pour café).
- Si la personne manifeste des problèmes de compréhension, répétez au besoin les questions en simplifiant davantage les phrases ou en utilisant d'autres mots. Évitez cependant de lui parler comme si vous vous adressiez à un jeune enfant.
- Faites de fréquentes pauses afin de permettre à la personne aphasique de bien saisir ce que vous venez de lui dire.

Un patient aphasique vous parle

- Laissez le temps au patient.
- Ne lui coupez pas la parole.
- Incitez-le à utiliser l'écrit quand c'est possible : ardoise magique (entre autres, en cas de mutisme).
- Si stéréotypies : les bloquer, reformuler ce que le patient veut dire.
- Encouragez la personne aphasique à poser des questions et à initier la conversation afin qu'elle ne se limite pas à répondre passivement aux questions des autres.
- Ne faites pas semblant d'avoir compris pour aller plus vite.
- Soyez patients!
- Ne parlez pas à sa place.

Conseils aux familles

- Parler de la dépression qui s'installe chez les patients conscients de leur trouble.
- Précisez qu'il ne s'agit pas de détérioration mentale.
- La compréhension semble souvent meilleure qu'elle ne l'est en réalité. Rétablir la vérité en douceur : le patient «comprend» les situations, le contexte, mais pas le langage verbal.

6. Apraxie

Définition

Trouble acquis du comportement gestuel, consécutif à un déficit de la programmation de l'activité motrice volontaire. Sont exclus : paralysie, incoordination motrice, agnosie, trouble de la compréhension, déficit sensoriel et déficit intellectuel important.

Physiopathologie

- Praxie : geste intentionnel, coordonné, permettant la réalisation d'une activité motrice dont le but est défini.
- Étude des praxies :
  - sur ordre ;
  - imitation de mouvements ;
  - préhension d'un objet dans l'espace ;
  - manipulation d'objets ;
  - dessin spontané, sur commande et d'après modèle.
- Centres « praxiques » : lobe pariétal de l'hémisphère dominant (gauche chez le droitier), notamment dans le pli courbe et le *gyrus supra-marginalis*. Les centres praxiques gauches sont en étroites liaisons avec l'hémisphère droit *via* le corps calleux, pour une action synergique des deux hémisphères.

Formes cliniques

Apraxie idéomotrice

- Trouble de la réalisation des gestes simples sur commande, sans utilisation d'objets :
  - gestes symboliques (salut militaire, signe de croix) ;
  - gestes expressifs (« au revoir », envoyer un baiser...) ;
  - gestes descriptifs (imiter le geste de se peigner, planter un clou) ;
  - gestes sans signification sur imitation (faire des anneaux, papillons avec les mains).
- Ces mêmes gestes peuvent être effectués correctement dans un contexte d'automatisme habituel (un militaire fera le salut militaire devant un supérieur hiérarchique de façon automatique mais ne pourra pas réaliser ce geste sur commande).

Apraxie idéatoire

- Trouble de la réalisation des actes complexes, au niveau de la succession coordonnée des gestes élémentaires, avec utilisation d'objets (allumer une bougie, manipuler des ciseaux…).
- Les gestes élémentaires sont correctement exécutés si pris isolément.

Apraxie constructive

- Trouble d'exécution dans le domaine visuo-spatial.
- Dessins perturbés spontanés ou sur modèle (dessiner un cube, une marguerite, un vélo…).

Apraxie mélocinétique

- Trouble d'exécution des mouvements fins rapides, complexes (pianotage).
- Réduction de la spontanéité motrice, prévalence des formules toniques comme les réactions de préhension ou d'évitement.

Apraxies spécialisées

- Apraxie de l'habillage : impossibilité d'enfiler un pantalon, une chemise…
- Apraxie de la marche : incapacité à disposer correctement ses membres inférieurs pour marcher.
- Apraxie bucco-faciale : trouble de l'exécution volontaire des mouvements des joues, des lèvres, du palais, du larynx et de la langue (gonfler les joues, lever la langue, déglutir…), alors que le patient parle, mange et boit normalement.

Étiologies

- Accidents vasculaires cérébraux (territoire de la cérébrale antérieure, artère pariétale postérieure, artère du pli courbe, artère temporale postérieure), hémorragies cérébrales.
- Traumatismes.
- Tumeurs cérébrales.
- Sections chirurgicales du corps calleux.
- Causes infectieuses, abcès.
- Causes neurodégénératives : dégénérescence cortico-basale et maladie d'Alzheimer au stade avancé.
- Hydrocéphalie à pression normale (apraxie de la marche).

7. Céphalées

Les céphalées sont le premier motif de consultation en neurologie. Il est important de différencier les différents types de céphalées.

- **Représentant une urgence, graves :**
  - céphalée aiguë brutale : hémorragie méningée, méningite, glaucome, HTA maligne, dissection artérielle, thrombophlébite cérébrale, hydrocéphalie aiguë ;
  - céphalée inhabituelle/croissante progressive : thrombophlébite cérébrale, dissection artérielle, hématome extradural ou sous-dural, hypertension intracrânienne (hématome parenchymateux, tumeur…), méningite, anoxie (altitude, intoxication au monoxyde de carbone..), hypercapnie (insuffisance respiratoire), hypoglycémie, hyponatrémie, artérite temporale (maladie de Horton), glaucome, sinusites.
- **Autres céphalées :**
  - céphalée paroxystique chronique/récidivante : migraine, algie vasculaire de la face, névralgie du trijumeau ;
  - céphalée chronique/permanente : céphalée de tension, céphalées chroniques quotidiennes par abus médicamenteux, céphalées post traumatiques ;
  - céphalée de cause générale : post-PL, anémie/polyglobulie, iatrogène (AINS, dérivés nitrés, inhibiteurs calciques…), syndrome grippal, sinusite, affection dentaire.

8. Hémorragie méningée

Définition

Hémorragie dans l'espace sous-arachnoïdien (qui entoure le cerveau et la moelle et contient du LCR et les artères cérébrales).

Mécanisme et causes

- Rupture d'anévrysme (dilatation de l'artère cérébrale innée ou acquise) dans 80 % des cas.
- Rupture de malformations artérioveineuses (MAV) dans 5 % des cas.
- Rarement : dissection artérielle, thrombose cérébrale, trouble de l'hémostase, vascularite, traumatisme crânien.
- Cause non retrouvée dans 10 % des cas.

Diagnostic

Signes fonctionnels et examen clinique

Céphalée brutale, syndrome méningé (douleur et raideur dans la nuque, photophobie, nausée, vomissement), trouble de la conscience ou coma si grave.

Examens complémentaires

- Urgence diagnostique et thérapeutique !
- TDM cérébrale sans injection : à la recherche de l'hémorragie dans l'espace sous-arachnoïdien (hyperdensité spontanée à ce niveau).
- Si l'imagerie cérébrale est normale, PL à la recherche de sang ou de pigments pour confirmer le diagnostic.
- Artériographie cérébrale à la recherche de la cause (anévrysme ?) et éventuellement traitement par embolisation artérielle.
- Échographie transcrânienne quotidienne pour rechercher une complication (vasospasme).

Évolution

Il s'agit d'une urgence car le pronostic vital est mis en jeu :

- 20 % des patients décèdent avant l'arrivée à l'hôpital ;
- 20 % des patients décèdent pendant le 1er mois de l'hospitalisation ;
- 20 % des patients gardent une séquelle neurologique ;
- facteurs de mauvais pronostic : âge, taille de l'anévrysme, score de Hunt et Hess ;

- la mortalité d'un 2e saignement est de 60 %;
- complication principale : vasospasme dans 1/3 des cas, entre le 4e et le 10e jour après l'hémorragie, pouvant causer un infarctus cérébral.

Traitement

- Transfert en neurochirurgie.
- Deux techniques pour traiter la rupture d'anévrysme :
  - intervention neurochirurgicale par fermeture de l'anévrysme par un clip métallique;
  - embolisation de l'anévrysme par voie endovasculaire lors d'une artériographie cérébrale *(coiling)*. Une MAV peut également être traitée par embolisation.
- Traitement symptomatique si aucune cause n'est retrouvée à l'hémorragie méningée.
- Traitement prophylactique du vasospasme : inhibiteur calcique *(Nimotop)* (2 comprimés à 30 mg/4 h) pendant les 3 premières semaines (voir fiche n° 44).
- Traitement des vasospasmes : par voie intraveineuse pour augmenter la TA et le volume (maintenir la TA entre 160 mmHg et 200 mmHg).

Conduite à tenir IDE

Accueil du patient

- Prise de constances : TA++, pouls, température.
- Score de Glasgow.
- Évaluation des symptômes : céphalée (EVA), nausée, vomissement.
- Bilan sanguin : NFS-plaquettes, ionogramme sanguin, bilan hépatique, CRP, hémostase, groupe sanguin et RAI.

Recherche des signes de gravité – Surveillance

- Troubles de la conscience, score de Glasgow.
- Réapparition/aggravation de céphalée.
- Vomissements.
- HTA ou hypotension artérielle (risque de vasospasme).
- Déficit neurologique (paralysie…).
- Bilan biologique (natrémie++).

Éducation – Conseils

- Pas de contre-indication à une IRM avec les nouveaux clips utilisés.
- Artériographie de contrôle 6–12 mois après embolisation.
- Anévrysme non traité : contrôles réguliers par IRM ou artériographie.
- Apparition d'une céphalée brutale chez ces patients (anévrysme de découverte fortuite non traité) : suspicion de rupture d'anévrysme, venir à l'hôpital le plus vite possible.

9. Méningite

Définition

Inflammation des méninges : membranes qui enveloppent le cerveau et la moelle épinière, constituées de la pie-mère, l'arachnoïde et la dure-mère.
Il en existe deux types : méningite purulente (polynucléaires neutrophiles), et à liquide clair (lymphocytes).

Étiologies

- Infectieuse :
  - bactérienne (purpura fulminans à méningocoque ou pneumocoque, *Haemophilus*, *Listeria*, tuberculose…) ;
  - virale (herpès, autres virus) ;
  - mycosique ;
  - parasitaire.
- Néoplasique (méningite carcinomateuse).
- Inflammatoire (maladie systémique).

Diagnostic

Signes fonctionnels et examen clinique

- Syndrome méningé avec céphalée, photophobie, nausées avec vomissement en jet. Patient couché en « chien de fusil », raideur de nuque.
- ± Syndrome infectieux (fièvre, frissons).
- ± Signes de choc (marbrures, hypotension artérielle…) et purpura : **urgence extrême** (purpura fulminans).
- ± Signes d'encéphalite associée : troubles de la conscience, crises d'épilepsie, signes de localisation neurologique (aphasie, paralysie…).

Examens complémentaires

- Ponction lombaire (voir partie 3) en urgence si purpura fulminans, sinon après TDM cérébrale (éliminer processus expansif intracrânien sinon risque d'engagement cérébral) et bilan d'hémostase.
- NFS-plaquettes, TP, TCA, ionogramme sang, CRP, hémocultures.

Évolution

Urgence car le purpura fulminans et la méningoencéphalite herpétique avec retard diagnostique et thérapeutique ont un pronostic très sévère avec une mortalité élevée. Les autres méningites virales sont le plus souvent bénignes.

Traitement

- Traitement étiologique :
  - purpura fulminans : antibiotiques IV avant même la PL (amoxicilline, céfotaxime, ceftriaxone, vancomycine) puis adapter selon antibiogramme du LCR ;
  - méningite bactérienne sans germe identifié (ou en attente d'identification) : antibiothérapie probabiliste IV associant amoxicilline et ceftriaxone ou céfotaxime ;
  - méningite bactérienne avec germe identifié : antibiothérapie adaptée aux germes en favorisant les antibiotiques passant bien la barrière hématoencéphalique ;
  - méningoencéphalite herpétique : aciclovir (surveillance créatinine, hydratation) ;
  - tuberculose : quadrithérapie isoniazide + rifampicine + éthambutol + pyrazinamide pour 2 mois ± corticoïdes.
- Traitement symptomatique : antalgique, antinauséeux.
- Prophylaxie pour les sujets contacts si méningocoque : rifampicine ou spiramycine.
- Traitement préventif par vaccination (pneumocoque, *Haemophilus*, méningocoque A et B).

Conduite à tenir IDE

- Recherche de signes de gravité : troubles de conscience, purpura cutané, choc.
- Préparer la ponction lombaire et assister le médecin (Voir fiche n° 32).
- Surveillance du traitement :
  - respecter le noir et le calme si phono-photophobie;
  - courbe de température;
  - score de Glasgow, crises épilepsie;
  - aciclovir : perfusion lente, hydratation, créatininémie car néphrotoxicité;
  - apport hydrique, à compenser en fonction de la prise alimentaire, fièvre, vomissement.

10. Migraine

Définition et physiologie

Céphalée unilatérale, pulsatile, avec nausée, vomissement, photophobie, phonophobie, sans autre maladie sous-jacente, survenant par accès intermittents.
Il existe des formes avec aura (15 %) et sans aura (85 %); l'aura regroupe des symptômes neurologiques réversibles qui précèdent la céphalée (flash lumineux, troubles de la sensibilité ou du langage…).

Épidémiologie

- Maladie fréquente touchant 15 % des femmes et 5 % des hommes.
- Prévalence maximale dans la 3e décennie.
- Caractère familial.

Physiopathologie

- Mécanisme incomplètement élucidé :
  - douleur : vasodilatation (augmentation du calibre des vaisseaux) et augmentation de la perméabilité;
  - aura migraineuse : diminution du flux sanguin cérébral (vasoconstriction) dans certains territoires.
- Implication des neuromédiateurs comme la sérotonine.
- Facteurs déclenchants une crise migraineuse : stress, bruit, café, règles, certains aliments et médicaments, manque de sommeil.

Diagnostic

Signes fonctionnels

- Céphalée durant 4 à 72 h, unilatérale, pulsatile, avec nausée, vomissement, photophobie, phonophobie, aggravée par l'activité physique.
- L'aura s'installe en 5–10 min et dure moins de 60 min :
  - aura visuelle (migraine ophtalmique) : flash lumineux, amputations du champ visuel;
  - aura sensitive : fourmillements, engourdissement;
  - troubles du langage;
  - migraine basilaire : vertiges, acouphènes, diplopie, troubles de la sensibilité bilatéraux.

pathologies

Examen clinique

Normal.

Examens complémentaires

Aucun, diagnostic clinique.

Évolution

Très variable d'un individu à l'autre, variabilité des fréquences, de l'intensité des crises migraineuses. Les crises ont tendance à diminuer, voire à disparaître avec l'âge.

Traitement

Mesures générales

- Pendant la crise : repos au lit, dans le noir et le silence.
- En prophylaxie : éviter les facteurs déclenchants, relaxation, thérapie comportementale, *biofeedback*, sport.

Médicaments de la crise migraineuse

- Antalgiques usuels (certains accès mineurs sont soulagés) : aspirine *(Aspégic, Kardégic)*, prises espacées de 4 h au minimum, au maximum 3 g/24 h), paracétamol (1 g par prise, prises espacées de 4 h au minimum, au maximum 4 g/24 h, en suppositoire si vomissement).
- AINS (*Advil, Apranax, Voltarène, Bi-profenid, Cebutid*, etc.).
- Triptans :
  - sumatriptan *(Imigrane)* : 1 cp à 50 mg *per os* (prises espacées de 2 h au minimum, au maximum 300 mg/24 h) ou 1 ampoule de 6 mg en SC *(Imiject)* (prises espacées de 1 h au minimum, au maximum 2 fois/24 h), ou 1 pulvérisation nasale de 10 ou 20 mg dans une seule narine ;
  - zolmitriptan *(Zomig)* : 1 cp à 2,5 mg par prise, si inefficace, ne pas reprendre. Si réapparition des crises, prises espacées de 2 h au minimum, au maximum 10 mg/24 h. Forme orodispersible disponible *(Zomigoro)* ;
  - naratriptan *(Naramig)* : 1 cp de 2,5 mg (prises espacées de 4 h au minimum, au maximum 2 cp/24 h) ;
  - élétriptan *(Relpax)* : 1 cp de 40 mg (prises espacées de 2 h au minimum, au maximum 2 cp/24 h) ;
  - almotriptan *(Almogran)* : 1 cp de 12,5 mg (prises espacées de 2 h au minimum, au maximum 2 cp/24 h).
- ± Antiémétique en association : métoclopramide *(Primpéran)*, dompéridone *(Motilium)*.

Traitement de fond (crises migraineuses fréquentes ou mal contrôlées)

- Bêtabloquants : métoprolol (*Seloken* : 50–200 mg/j en 1–2 prises), propanolol (*Avlocardyl* : 40–240 mg en 1–2 prises).
- Antagonistes calciques : flunarizine (*Sibélium* : 5–10 mg/j).
- Valproate de sodium (*Dépakine* : 500 mg/j).
- Antidépresseurs tricycliques : amitriptyline (*Laroxyl* : 25–75 mg/j, ou *Élavil*).
- Alphabloquant : indoramine *(Vidora)*.
- Antisérotoninergiques : pizitofène *(Sanmigran)*, oxétorone *(Nocertone)* ou méthysergide *(Désernil)*.

Conduite à tenir IDE

Surveillance

Efficacité du traitement

Disparition ou amélioration nette de la crise en 2 h au maximum. Traitement de fond efficace si réduction de 50 % de la fréquence/intensité/durée des crises. A juger après 2 mois de traitement.

Effets secondaires

- AINS : nausées, vomissements, diarrhée, constipation, douleur gastrique, asthme.
- Triptans : oppression thoracique, fourmillements, bouffées de chaleur, vertiges, somnolence.
- Dérivés de l'ergot de seigle : paresthésies, sensation de froideur, nausée, vomissement.
- Bêtabloquants : asthénie, refroidissement des extrémités, nausée, vomissement, douleur gastrique, impuissance, insomnie, bradycardie.
- *Sibélium* : sédation, somnolence, prise de poids, asthénie, insomnie, troubles digestifs.
- *Laroxyl* : bouche sèche, constipation, trouble de l'accommodation, tachycardie, sueur, rétention urinaire, hypotension orthostatique, impuissance.
- *Dépakine* : troubles digestifs, tremblements, chute cheveux, somnolence.
- *Sanmigran* : somnolence (dose à augmenter par palier), prise de poids, vertiges, troubles digestifs, bouche sèche.
- *Nocertone* : somnolence, diarrhée.
- *Désernil* : cure de 6 mois au maximum, intervalle libre de 4 semaines entre les cures (risque de fibrose), nausée, vomissement, douleur thoracique (angor), paresthésies, sensation de froideur, insomnie, vertiges.

Éducation

- Prise des médicaments dès l'apparition des premiers symptômes de la crise migraineuse.
- Ne pas prendre de triptans pendant l'aura.
- Reconnaître les facteurs déclenchants et les éviter.
- « Agenda » migraineux : fréquence, intensité, durée, circonstances d'apparition, facteurs déclenchants, efficacité du traitement.

11. Algie vasculaire de la face

Définition et physiopathologie

Céphalée unilatérale, accompagnée de signes vasomoteurs du même côté (larmes, congestion nasale, injection conjonctivale), survenant soit de façon intermittente avec intervalles libres, soit, plus rarement, de façon chronique sans intervalle libre.
Le mécanisme est inconnu.

Épidémiologie

Souvent homme jeune, sans caractère familial. Crises plus fréquentes de façon périodique au printemps et en automne.

Diagnostic

Signes fonctionnels

- Céphalée intense, unilatérale toujours du même côté, durant 10 à 180 min, à heure fixe, tous les jours avec une double périodicité (tous les jours pendant plusieurs jours à semaines), récidives après un intervalle libre de quelques mois. Associée à des troubles vasomoteurs du même côté (larmes, congestion nasale, injection conjonctivale), œdème de la paupière, signe de Claude-Bernard-Horner (ptosis, myosis, enophtalmie).
- Absence de prodromes.

Examen clinique

Normal, hormis les signes fonctionnels décrits et le signe de Claude-Bernard-Horner.

Examens complémentaires

Aucun (diagnostic clinique), sauf en cas de doute diagnostique notamment pour le 1er épisode : TDM cérébrale, PL.

Évolution

Rémissions spontanées dans 40 % des cas (forme épisodique).

Traitement

Mesures générales

Éviter les facteurs déclenchants : alcool +++, tabac, lumière intense, effort physique, certains médicaments comme la nifédipine *(Adalate)*.

Médicaments de la crise

- Sumatriptan +++ *(Imigrane, Imiject)* : 1 ampoule de 6 mg en SC.
- Oxygénothérapie : O_2 à 7 L/min par masque pendant 20 min après le début des crises.
- Dihydroergotamine : 1 ampoule de 1 mg en SC (association contre-indiquée avec triptans).

Traitement prophylactique dans les formes épisodiques

- Isoptine *(Vérapamil)* : 80 mg/j *per os* à augmenter progressivement jusqu'à 240 mg/j. Surveillance TA et ECG.
- Tartrate d'ergotamine *(Gynergène caféiné)* : 2–3 cp de 1 mg/j pendant 4 semaines au maximum.

12. Névralgie du trijumeau

Définition et physiopathologie

Douleur intense à type de décharge électrique, unilatérale, dans le territoire d'une ou plusieurs branches du nerf trijumeau V.
Il en existe deux types : névralgie idiopathique ou « essentielle », et symptomatique du trijumeau.

Tableau 3. Typologie de la névralgie du V.

	Névralgie essentielle du V	Névralgie symptomatique du V
Terrain	Femme > 50 ans	Âge indifférent
Signes fonctionnels/ douleur	Unilatérale, intermittente Brutale Territoire V2 > V3 > V1 Intense, fulgurante, en éclair Salves de quelques secondes Intervalles libres indolores « Zone gâchette »	Unilatérale, continue Fond douloureux Territoire V1 = V2 = V3 ± Paroxysmes « Zone gâchette » inconstante
Examen clinique	Normal	Trouble sensitif systématisé Réflexe cornéen diminué ou aboli Atteinte V moteur (masticateurs) ± Atteinte des autres nerfs crâniens
Examens complémentaires	Aucun sauf si doute (diagnostic d'élimination)	TDM < IRM cérébrale PL

pathologies

▶

Examens complémentaires (suite)	Angio-IRM cérébrale à la recherche d'une boucle vasculaire comprimant le V	EMG du V PES du V Biologie standard
Étiologies	Idiopathique	Sclérose en plaques Tumeur cérébrale (neurinome, méningiome, cancer…) Zona Diabète Ostéite du rocher Maladie systémique (lupus…) Thrombophlébite, anévrysme, fistule carotidocaverneuse
Traitement symptomatique	Carbamazépine *(Tégrétol)* Gabapentine *(Neurontin)* Lamotrigine *(Lamictal)* Clonazépam *(Rivotril)*	Carbamazépine *(Tégrétol)* Gabapentine *(Neurontin)* Lamotrigine *(Lamictal)* Clonazépam *(Rivotril)*
Traitement spécifique	Si traitement médical inefficace : destruction des fibres du V par plusieurs techniques : thermocoagulation, compression par ballon, injection glycérol, décompression microvasculaire chirurgicale, radiochirurgie par *gamma-knife*	Selon étiologie retrouvée
Surveillance	*Tégrétol* : douleur (EVA), somnolence, troubles digestifs, vertiges, bouche sèche, troubles de l'accommodation, diplopie, rash cutané, thrombopénie et leucopénie (NFS) Chirurgie : hypoesthésie séquellaire de la face dans le territoire du trijumeau (sauf décompression microvasculaire)	

13. Hypertension intracrânienne

Définition et physiopathologie

- Augmentation de la pression intracrânienne > 25 cmH_2O, par augmentation du volume intracrânien :
  - parenchyme cérébral : tumeur, abcès, œdème cérébral ;
  - vasculaire : thrombophlébite, HTA maligne ;
  - LCR : hydrocéphalie communicante (trouble de la résorption du LCR après une hémorragie méningée, méningite, hypertension intracrânienne bénigne) ou non communicante (obstacle à l'écoulement du LCR comme une tumeur qui comprime le système ventriculaire).

Étiologies

- Tumeurs cérébrales.
- Cause infectieuse : méningites, encéphalites, abcès cérébraux.
- Cause traumatique : hématome extradural, hématome sous-dural aigu/chronique, contusion hémorragique cérébrale.
- Cause vasculaire : HTA maligne, accident vasculaire cérébral hémorragique/ischémique, hémorragie méningée, thrombophlébite.
- Hydrocéphalie communicante : méningite, hémorragie méningée.
- Hydrocéphalie non communicante : tumeur (fosse postérieure, intraventriculaire), inondation ventriculaire par le sang, cloisonnement méningé post-méningite, malformation congénitale (sténose de l'aqueduc de Sylvius, malformation d'Arnold-Chiari, de Dandy-Walker).
- Hypertension intracrânienne bénigne (thrombophlébite, hyponatrémie, intoxication plomb, iatrogène, idiopathique, maladie d'Addison, hypoparathyroïdie).

Diagnostic

Signes fonctionnels et examen clinique

- Céphalée inhabituelle, récente, souvent en 2e partie de nuit/réveil, aggravée par l'effort et le décubitus, diminuée par la position assise ou les vomissements.
- Vomissement facile en jet, volontiers matinal.
- Trouble de conscience, coma.

- Troubles visuels : diplopie, flou visuel, baisse d'acuité visuelle, éclipses, risque de cécité par atrophie optique, fond d'œil (œdème papillaire bilatéral).

Examens complémentaires

- PL contre-indiquée +++ devant suspicion d'HTIC car risque d'engagement cérébral (sauf hydrocéphalie communicante).
- En urgence, TDM cérébrale sans et avec injection : recherche d'hydrocéphalie (dilatation ventriculaire), masse intracrânienne, prise de contraste, effet de masse/engagement, œdème cérébral (hypodensité).
- IRM cérébrale en complément de la TDM : recherche thrombophlébite, tumeur…
- Bilan sanguin : NFS-plaquettes, ionogramme, urée, créatinine, hémostase.

Évolution

Le pronostic dépend de l'étiologie :

- si effet de masse : risque d'engagement cérébral, coma et décès ;
- cécité par compression du nerf optique.

Traitement

Mesures générales

- Urgence thérapeutique ++.
- Oxygénothrérapie nasale ± intubation si coma, hyperventilation (sauf si AVC).
- Pose voie veineuse périphérique, restriction hydrique, maintien PAM autour de 100 mmHg.
- Traitement antiépileptique si crises, antiémétique si vomissement.
- Repos, position demi-assise.

Traitement symptomatique anti-œdémateux cérébral

- Osmothérapie par mannitol IV (solution à 10 ou 20 %) : 5 g/10 kg en 30 min à répéter toutes les 4 à 6 heures (action rapide mais effet rebond !), réservée à l'HTIC menaçante.
- Furosémide *(Lasilix)* : 40 mg × 2/jour IV.
- Corticothérapie en IV *(Solumédrol)*, si effet de masse important (à éviter dans la mesure du possible devant suspicion de lymphome cérébral car risque de masquer la tumeur).

Traitement étiologique

- Urgence neurochirurgicale : hydrocéphalie aiguë, abcès cérébraux (antibiothérapie associée).
- Tumeurs : chirurgie, chimiothérapie, radiothérapie.
- Thrombophlébite : anticoagulant.
- Hydrocéphalie chronique/HTIC bénigne : dérivation ventriculaire ou PL évacuatrice.

Conduite à tenir IDE

Prise de constantes, surveillance

- Pouls, TA, pupilles, conscience, Glasgow, SaO_2.
- Amélioration/disparition des signes cliniques.
- TDM cérébrale/IRM : évaluation effet de masse.
- Contrôle de la pression du LCR si dérivation ventriculaire.
- Effet secondaire : hypotension intracrânienne (céphalée à la position debout, diminuant à la position allongée) si hyperdrainage par la dérivation ventriculaire.
- Glycémie capillaire sous corticothérapie, surtout si diabétique.

Conseils

Apprendre à l'entourage et au patient les signes d'HTIC pour qu'ils consultent un médecin ou qu'ils se rendent aux urgences si réapparition ou aggravation.

14. Hématome extradural

Définition et physiologie

Épanchement de sang dans l'espace extradural entre la dure-mère et l'os du crâne.

Mécanisme et étiologie

Un traumatisme crânien entraîne la rupture d'un vaisseau : saignement artériel dans 80 % des cas (artère méningée moyenne ++).

Diagnostic

Signes fonctionnels

- Notion de traumatisme crânien.
- Perte de connaissance initiale, parfois réveil puis aggravation (intervalle libre de quelques heures ++).
- Céphalée ++, nausée ++, vomissement, troubles de conscience ++, hémiparésie, anomalies des pupilles, crises d'épilepsie.

Examen clinique

Trouble de la conscience, anisocorie, syndrome pyramidal, signes de localisation.

Examens complémentaires

- TDM cérébrale sans injection en urgence ++ (hyperdensité spontanée biconvexe extradurale, recherche de fractures du crâne).
- Bilan sanguin préopératoire : NFS, plaquettes, ionogramme, urée, créatinine, hémostase, groupe sanguin et RAI.

Évolution

Urgence vitale : pronostic vital mis en jeu (décès par compression du cerveau par l'hématome, entraînant un engagement cérébral). Évacuation chirurgicale en urgence.

Traitement

Urgence absolue ++ : évacuation chirurgicale de l'hématome en urgence.

Conduite à tenir IDE

- Urgence ++.
- Prise de constantes, surveillance :
  - pouls, TA, conscience, score de Glasgow, pupilles ;
  - nausée, vomissement.
- Bilan préopératoire.
- Avis neurochirurgical ou transfert en neurochirurgie.
- Contrôle TDM/IRM pour évaluer effet de masse/résorption de l'hématome.

15. Hématome sous-dural

Définition et physiologie

Épanchement de sang dans l'espace sous-dural entre la dure-mère et l'arachnoïde.

Mécanisme et étiologie

Saignement par lésion des veines corticodurales, des artères corticales ou du sinus veineux.
Il en existe deux types :
- hématome sous-dural aigu : associé à un traumatisme crânien sévère. Clinique et pronostic semblable à l'hématome extradural. Décès par engagement cérébral si hématome non évacué à temps;
- hématome sous-dural chronique : dans 1/4 des cas pas de traumatisme crânien retrouvé, sinon traumatisme léger ou datant de plusieurs semaines. Souvent chez des sujets âgés, éthyliques, ou avec troubles de l'hémostase (anticoagulant, etc.).

Diagnostic

Signes fonctionnels et examen clinique

- Hématome sous-dural aigu : voir fiche 14 : Hématome extradural.
- Hématome sous-dural chronique : céphalée, troubles neuropsychologiques (confusion, trouble du comportement, ralentissement psychomoteur…). Rarement anomalies pupillaires, crises d'épilepsie, signes de localisation neurologique (hémiplégie…). Peut être asymptomatique.

Examens complémentaires

TDM cérébrale sans injection (hyperdensité ou densité intermédiaire si vieux sang, biconcave, dans l'espace sous-dural).

Évolution

- Hématome sous-dural aigu : pronostic similaire à l'hématome extradural.
- Hématome sous-dural chronique : bon pronostic en général, mortalité < 10 %.

Traitement

- Hématome sous-dural aigu : évacuation chirurgicale en urgence ++.
- Hématome sous-dural chronique. Le traitement dépend de la taille et des signes cliniques :
  - si hématome volumineux ou retentissement clinique important (troubles de conscience, etc.) : évacuation chirurgicale ;
  - si hématome peu volumineux paucisymptomatique : surveillance clinique et TDM cérébrale régulières en attendant la résorption de l'hématome.

Conduite à tenir IDE

- Urgence ++.
- Prise de constantes, surveillance :
  - pouls, TA, conscience, score de Glasgow, pupilles ;
  - nausée, vomissement.
- Bilan préopératoire.
- Avis neurochirurgical ou transfert en neurochirurgie.
- Contrôle TDM/IRM pour évaluer effet de masse/résorption de l'hématome.

16. Tumeurs intracrâniennes

Définition et physiologie

Les tumeurs cérébrales résultent de la prolifération non contrôlée de certaines cellules. Elles peuvent être « primitives », c'est-à-dire qu'elles se développent à partir des cellules du cerveau (astrocytes, oligodendrocytes) ou « secondaires » : métastases cérébrales ayant pour origine une tumeur située ailleurs dans l'organisme (poumon, sein, rein...).

Épidémiologie

- Chez l'enfant : elles représentent 20 % des tumeurs, et ce sont les tumeurs solides les plus fréquentes.
- Chez l'adulte : les tumeurs cérébrales primitives représentent 2 % des cancers, avec une incidence de 10/100 000 par an (gliomes : 30 %, méningiomes : 20 %, adénomes hypophysaires : 10 %, lymphomes cérébraux primitifs : 5 %).

Physiopathologie et mécanismes d'adaptation

Dans la très grande majorité des cas, la cause des tumeurs cérébrales est inconnue. L'hypothèse est que des cellules normales subissent des altérations de certains gènes qui contrôlent normalement le cycle de division de la cellule. Il en résulterait une prolifération cellulaire non contrôlée. Il s'agit soit de l'activation d'oncogènes, soit de l'inactivation de gènes suppresseurs de tumeurs.

Étiologies

Tumeurs du tissu neuroépithélial

- Gliomes : elles sont appelées astrocytomes (plusieurs grades en fonction de l'activité des cellules, allant de I à IV, ce dernier étant aussi appelé glioblastome), oligodendrogliomes ou oligo-astrocytomes en fonction des cellules qui leur ont donné naissance (astrocyte ou oligodendrocyte). Le principal risque est la récidive locale, d'où l'importance des traitements complémentaires, proposés en général après la chirurgie (radiothérapie et chimiothérapie) pour éviter une récidive.
- Médulloblastomes : ils se développent dans le cervelet, ont tendance à métastaser dans tout le névraxe et à récidiver.

- Tumeurs épendymaires.
- Tumeurs pinéales (germinomes, pinéaloblastomes).
- PNET (tumeurs neuroectodermiques primitives).

Lymphomes cérébraux primitifs

Ils sont plus rares. Ils dérivent des lymphocytes et, pour une raison inconnue, restent limités au cerveau. Les lymphomes sont infiltrants. La chirurgie est surtout utile pour confirmer le diagnostic (biopsie) alors que l'exérèse de la tumeur n'est pas indiquée. La chimiothérapie et la radiothérapie sont les principaux traitements

Tumeurs méningées primitives

Les méningiomes sont des tumeurs bénignes se développant à partir des méninges. Quand elle est possible, la chirurgie est le traitement de choix, mais la radiothérapie est parfois nécessaire quand la lésion ne peut être enlevée complètement sans risque.

Tumeurs de la région sellaire

- Adénomes ou carcinomes hypophysaires.
- Craniopharyngiomes.

Métastases cérébrales

Les cancers primitifs donnant des métastases cérébrales sont : bronchopulmonaires +++, sein +++, mélanome, prostate, choriocarcinome, rein, thyroïde.

Diagnostic

Signes fonctionnels, examen clinique

- Hypertension intracrânienne (voir fiche n° 13 : hypertension intracrânienne).
- Crise d'épilepsie : le plus souvent partielle initialement.
- Déficit neurologique local (hémiplégie, aphasie, trouble de la mémoire, confusion, syndrome frontal, trouble du champ visuel, syndrome cérébelleux, etc.) selon la localisation tumorale, d'apparition progressive en général. Déficit brutal si tumeur hémorragique.

Examens complémentaires

- Imagerie cérébrale : IRM > TDM cérébrale sans et avec injection de produit de contraste (description de la lésion, localisation, œdème cérébral, engagement cérébral, hémorragie).

- Ponction lombaire : contre-indiquée si risque d'engagement cérébral; recherche de cellules tumorales, de méningite carcinomateuse.
- Biologie standard, hémostase en préopératoire.
- IRM fonctionnelle en préopératoire.

Évolution, pronostic

Gliomes

- Astrocytome de grade II : médiane de survie de 6–8 ans.
- Oligodendrocytome de grade II : > 10 ans.
- Astrocytome de grade III : 3 ans.
- Oligodendrogliome de grade III : 1–3 ans.
- Glioblastome : < 1 an.

Méningiomes

- Méningiomes bénins : récidives dans 7–20 % des cas, survie à 5 ans de 70 %.
- Méningiomes malins : récidives dans 50–78 % des cas, survie variable, parfois < 2 ans.

Lymphomes cérébraux primitifs

Médiane de survie de 45 mois après chimiothérapie (méthotrexate) et radiothérapie.

Métastases cérébrales

Médiane de survie < 1 an, autres localisations métastatiques possibles.

Complications évolutives

Thromboemboliques, crises d'épilepsie/état de mal, poussée d'hypertension intracrânienne, hydrocéphalie, hématome intracérébral, dissémination méningée, engagement cérébral.

Traitement

Mesures générales

Prise en charge multidisciplinaire+++ : neurologie, radiothérapie, cancérologie, neurochirurgie, neuropathologie, neuroradiologie, soins infirmiers, kinésithérapie, ergothérapie, orthophonie, psychomotricité, psychologie, unité de soins palliatifs, médecin traitant.

Médicaments non spécifiques

- Corticoïdes : pour diminuer l'œdème cérébral, à la dose minimale efficace.
- Antiépileptiques (seulement s'il y a eu une crise).
- Prévention des complications thromboemboliques.
- Anxiolytiques, antidépresseurs.
- Antalgiques.

Chirurgie

- Diagnostic de certitude (biopsie ou exérèse).
- Soulagement symptomatique (épilepsie, hypertension intracrânienne).
- Impact sur la survie : variable, selon le type tumoral et la qualité de l'exérèse (partielle/complète).

Radiothérapie

- Externe.
- Radiochirurgie contre-indiquée en cas d'HTIC ou si âge > 70 ans.

Chimiothérapie

Selon les types histologiques de la tumeur.

Complications

Liées au traitement, non spécifiques

- Corticoïdes : syndrome de Cushing, diabète cortico-induit, fragilité cutanée, nécrose de la tête fémorale.
- Antiépileptiques : bilan hépatique, interaction médicamenteuse.
- Anticoagulants : hématomes, thrombopénie.

Liées à la chirurgie

Déficit postopératoire, méningite infectieuse, abcès…

Liées à la radiothérapie

Radionécrose, leucoencéphalopathie.

Liées à la chimiothérapie

Neutropénie, thrombopénie, anémie, aplasie fébrile, leucoencéphalopathie (méthotrexate), neuropathie périphérique (vincristine), fatigue.

Conduite à tenir IDE

Surveillance du traitement

- Efficacité : régression des symptômes (céphalée, nausée, vomissement, déficit sensitivomoteur, épilepsie), régression de la taille tumorale et de l'effet de masse sur IRM/TDM cérébrale.
- Bilan sanguin : NFS-plaquettes (aplasie), créatininémie, bilan hépatique sous chimiothérapie.
- Surveillance de la température (infections) et recherche de complications thromboemboliques.

Éducation

- Expliquer la maladie : maladie non contagieuse, non héréditaire, pratiquement jamais de métastases systémiques.
- Expliquer que le pronostic dépend du type de la tumeur; les statistiques sont fondées sur des études de milliers de patients et le pronostic individuel est difficile à établir.
- Expliquer le traitement et ses complications.

Qualité de vie

- Écoute du patient.
- Choix raisonné des options thérapeutiques.
- Maintien à domicile aussi longtemps que possible.
- Accompagnement de la famille.
- Collaboration avec l'unité de soins palliatifs, hospitalisation à domicile.
- Évaluation de l'autonomie (voir page suivante).

▶

Conduite à tenir IDE

Indice de Karnofsky : échelle d'évaluation de l'autonomie à valeur pronostique

- 100 % : normal, aucune plainte, aucun signe ou symptôme de maladie.
- 90 % : capable de réaliser les activités normales de la vie quotidienne, symptômes ou signes mineurs de la maladie.
- 80 % : capable de réaliser les activités normales de la vie quotidienne avec effort, quelques symptômes ou signes mineurs.
- 70 % : capable de se prendre en charge, incapable de mener une activité normale ou de travailler.
- 60 % : nécessite une aide occasionnelle, mais peut prendre en charge la plupart de ses soins personnels.
- 50 % : nécessite une aide suivie et des soins médicaux fréquents.
- 40 % : handicapé, nécessite une aide et des soins particuliers.
- 30 % : sévèrement handicapé, l'hospitalisation est indiquée, bien que la mort ne soit pas imminente.
- 20 % : hospitalisation nécessaire, très malade, nécessite un traitement de soutien actif.
- 10 % : moribond, processus fatal progressant rapidement.

17. Traumatismes crâniens

Épidémiologie

- Incidence conduisant à une hospitalisation : 100 à 400 pour 100 000 habitants en France.
- Hommes > femmes, surtout groupe d'âge de 15 à 35 ans, première cause de mortalité dans cette tranche d'âge.
- 5–7 % des traumatismes crâniens (TC) sont sévères, mortalité des TC sévères = 25 %, risque de séquelle neurologique > 50 %.

Approche clinique

Tous les constituants du crâne peuvent être touchés (peau, os, dure-mère, cerveau).

Le blessé est-il dans le coma ? Coma = absence d'ouverture des yeux, absence d'activité verbale, absence de réponse aux ordres simples. Score de Glasgow compris entre 3 et 7.

Tableau 4. Score de Glasgow.

Ouverture des yeux :	
– spontanée	4
– sur ordre	3
– à la stimulation douloureuse	2
– absente	1
Réponse motrice :	
– sur ordre	6
– flexion localisée et adaptée	5
– flexion non adaptée	4
– décortication	3
– décérébration	2
– absente	1
Réponse verbale :	
– orientée, cohérente	5
– confuse	4
– inappropriée	3
– incompréhensible	2
– absente	1

Examen clinique initial

- Urgence +++.
- Anamnèse (obtenu des proches, SAMU) : circonstances de prise en charge, perte de connaissance initiale, heure de l'accident et début du coma, plaintes récentes, antécédents médicaux, psychiatriques, prise d'anticoagulants.
- Chez le blessé conscient : examen neurologique complet (paralysie, sensibilité, pupilles, céphalée…), recherche hématome sous-cutané, plaie, rhinorrhée, otorrhée, épistaxis, otorragie, atteinte oculaire, examen somatique complet (rachis cervical, thorax, abdomen, membres, pouls, TA).
- Chez le blessé comateux :
  - immobilisation par matelas coquille et minerve ;
  - TA, pouls, fréquence respiratoire, SaO_2, auscultation ;
  - recherche de signes d'intoxication ;
  - traumatisme, plaie, déformation membre ;
  - examen visage : hématome palpébral, rhinorrhée, otorrhée, épistaxis, otorragie ;
  - examen crâne : hématome, plaie ;
  - examen neurologique : score de Glasgow, pupilles, oculomotricité, réponse cornéenne, tonus musculaire, paralysie faciale (manœuvre de Pierre-Marie et Foix), réflexes tendineux, Babinski ;
  - si otorrhée/rhinorrhée : recherche glucose par bancelette, fuite LCR à rechercher.

Prise en charge

Traumatisme crânien léger

Glasgow entre 14 et 15, sans déficit signe neurologique focal, et sans critère en faveur d'un traumatisme ouvert et semi-ouvert : mise en observation, scanner cérébral à discuter en fonction du terrain et évolution.

Traumatisme crânien avec troubles de conscience

Glasgow compris entre 9 et 13 : surveillance à proximité ou dans un service de neurochirurgie, scanner cérébral, étude du rachis.

Traumatisme crânien grave

Glasgow compris entre 3 et 8 :

- contrôle respiratoire : intubation, ventilation, sédation si besoin, FR, SaO_2 ;

pathologies

- contrôle cardiovasculaire : monitorage, TA, pouls, choc hémorragique (rupture carotide, plaie artère temporale, épistaxis gravissime, plaie abdominale);
- immobilisation du rachis cervical par minerve;
- perfusion, sonde urinaire, surveillance diurèse;
- réévaluation clinique régulière/heure : Glasgow, pupilles, motricité, signes de gravité (mydriase unilatérale, déficit moteur, décérébration), TA, pouls;
- si convulsion : traitement anticomitial IV;
- si engagement cérébral (mydriase unilatérale, déficit moteur, décérébration) : mannitol;
- information de la famille de la gravité de la situation;
- avis neurochirurgical ou transfert dans un service de neurochirurgie;
- scanner cérébral en urgence à la recherche d'hématome extradural/sous-dural, contusion hémorragique, hématome intracérébral;
- scanner du rachis cervical;
- laisser à jeun;
- traitement neurochirurgical en urgence selon pathologie (hématome extradural, hématome sous-dural aigu, hydrocéphalie aiguë, embarrure, etc.);
- ne pas oublier que tout traumatisé crânien sévère est traumatisé potentiel du rachis cervical.

Pathologies

- Hématome extradural (voir fiche n° 14).
- Hématome sous-dural (voir fiche n° 15).
- Contusion cérébrale, lésions de cisaillement : liées à des mécanismes de compression et de torsion du cerveau, souvent associées à l'hématome sous-dural, hypodensité au scanner, traitement médical, surveillance.
- Hématome intracérébral : survient pour des chocs violents, si effet de masse traitement chirurgical, sinon traitement médical et surveillance. Hyperdensité spontanée intraparenchymateuse cérébrale au scanner.
- Hémorragie méningée.
- Embarrure ouverte/fermée.
- Lésions du cuir chevelu : saignement important mais bonne cicatrisation; porte d'entrée infectieuse.

18. Sclérose en plaques

Définition

Atteinte inflammatoire exclusive du SNC : substance blanche du cerveau, cervelet et moelle épinière.

Épidémiologie

- Touche plus souvent l'adulte jeune (20–40 ans). Il existe également des formes tardives débutant après 40 ans.
- 2 fois plus de femmes que d'hommes sont concernées par cette maladie. Elle survient également plus fréquemment chez les personnes d'origine caucasienne.
- Incidence : 1/1 000 individus dans les pays occidentaux, 60 000 cas en France.
- Concerne en particulier les pays industrialisés de l'Europe du Nord, l'Amérique du Nord, l'Australie.

Physiopathologie

- Étiologie inconnue, plusieurs hypothèses non exclusives sont avancées : auto-immunité, agents infectieux, facteur environnemental, prédisposition génétique.
- Anatomopathologie : plaques de démyélinisation de la substance blanche du SNC, de taille variable, avec dissémination temporelle et spatiale, dissociation myélino-axonale. Initialement inflammatoire puis phase de remyélinisation ± complète avec gliose astrocytaire (« cicatrice »).

Diagnostic

Examen clinique

- Signes fonctionnels multiples, « poussées » plus ou moins régressives, dissémination dans le temps et l'espace +++, signes cliniques dépendant de la localisation des plaques.
- Troubles sensitifs : paresthésie, hypoesthésie, névralgie du trijumeau, signe de Lhermitte (« décharge électrique » lors de la flexion du cou par atteinte de la moelle cervicale), hypopallesthésie, ataxie propioceptive.
- Troubles moteurs : spasticité pyramidale, trouble de la marche, déficit moteur (hémiplégie, paraplégie), paralysie faciale, syndrome cérébelleux.

- Troubles visuels :
  - baisse d'acuité visuelle, diplopie, douleur oculaire;
  - névrite optique rétrobulbaire (NORB) : baisse d'acuité visuelle brutale, douleur oculaire, fond d'œil normal puis pâleur papillaire, phénomène de Marcus Gunn avec mydriase paradoxale à l'éclairement;
  - ophtalmoplégie internucléaire (convergence normale mais déficit de l'abduction de l'œil atteint).
- Atteinte des nerfs crâniens : diplopie, névralgie du V avec hypoesthésie et absence de réflexe cornéen, paralysie faciale, syndrome vestibulaire périphérique, syndrome pseudobulbaire (trouble de la déglutition, dysarthrie par atteinte de IX, X, XI).
- Troubles génito-sphinctériens : impériosité mictionnelle, dysurie, rétention urinaire, impuissance.
- Signe d'Uthoff : aggravation clinique ou nouvelle poussée en cas d'effort physique soutenu, chaleur, fièvre.
- Asthénie, troubles psychiques.

☛ *Échelle EDSS*

Cotée de 0 (pas de handicap) à 10 (décès), utilisée pour coter le niveau de handicap des patients atteints de sclérose en plaques, l'échelle EDSS fait référence à la notion de fonctions neurologiques : pyramidale (marche), cérébelleuse (coordination), parole et déglutition, sensitive (toucher et douleur), intestinale et urinaire, visuelle, mentale, autres.

Examens complémentaires

- Biologie standard : pas de syndrome inflammatoire.
- Bilan sanguin immunologique : normal.
- Ponction lombaire : hyperprotéinorachie modérée, quelques cellules inflammatoires, synthèse intrathécale d'immunoglobulines (électrophorèse des protéines du LCR).
- IRM cérébrale/médullaire : «plaques» d'hypersignal T2, prise de gadolinium si lésions actives récentes.
- Potentiels évoqués visuels, auditifs, somesthésiques, moteurs, avec augmentation des latences de conduction nerveuse (recherche lésions infracliniques).
- Bilan ophtalmologique avec fond d'œil : recherche d'une pâleur temporale séquellaire de neuropathie optique.
- Bilan urodynamique si troubles vésicosphinctériens.

Évolution

- Chronique, variable, non prévisible. Troubles de la marche en général après 5–6 ans d'évolution. Le patient ne peut plus sortir du domicile après une quinzaine d'années.
- Forme rémittente : plusieurs poussées régressives : 85 % des cas.
- Forme secondairement progressive : initialement poussées ± régressives puis aggravation progressive.
- Forme primaire progressive : 10 % des cas.

Traitement

Mesures générales

- Kinésithérapie.
- Prévention des complications du décubitus si handicap moteur.
- Sondage urinaire si rétention.
- Soins oculaires si paralysie faciale.
- Prise en charge à 100 %.

Traitement des poussées

- Bolus de corticoïdes : méthylprednisolone *(Solumédrol)*, 500 mg à 1 000 mg/jour en IV, pendant 3–5 jours ± relais *per os* de la corticothérapie à dose régressive sur 15 jours.
- Objectif : réduire la sévérité et la durée de la poussée. Ne prévient pas la survenue d'autres poussées.
- Mesures associées : vérifier l'absence de fièvre, d'infection urinaire avant les bolus (bandelette urinaire, ECBU), régime sans sel, pauvre en sucre, supplémentation potassique, protecteur gastrique, surveillance TA, glycémie et kaliémie.

Traitement de fond

- Objectif : réduire le nombre de poussées sur le long terme, ralentir la progression de la maladie. Discussion médicale au cas par cas selon évolution, sévérité, fréquence des poussées.
- Immunomodulateurs : ils limitent les excès du système immunitaire et permettent donc d'atténuer l'attaque inflammatoire de la myéline. Leur efficacité dans la SEP consiste en une diminution de la fréquence des poussées et du risque de progression du handicap :
  – interféron bêta *(Betaferon, Avonex, Rebif)* : voie SC ou IM ;
  – acétate de glatiramère *(Copaxone)* : voie SC, tous les jours.
- Natalizumab *(Tysabri)* en perfusion IV 1 fois/mois : anticorps dont le mode d'action consiste à empêcher l'entrée des lymphocytes activés

dans le système nerveux central, ce qui correspond à une nouvelle approche thérapeutique.

- Immunosuppresseurs : ils attaquent directement les cellules immunocompétentes. Ils sont ainsi plus agressifs que les immunomodulateurs. Ces produits sont plutôt réservés à des formes particulièrement actives de SEP, car ils nécessitent une surveillance importante avec des prises de sang et des contrôles, notamment des fonctions cardiaque ou rénale, compte tenu de leur éventuelle toxicité : azathioprine *(Imurel)*, méthotrexate (prise unique orale/semaine), mitoxantrone *(Elsep)* (1 perfusion IV/mois pendant 6 mois), cyclophosphamide *(Endoxan)*.

Traitement symptomatique

- Traitements des douleurs neurogènes : clonazépam *(Rivotril)*, carbamazépine *(Tégrétol)*, gabapentine *(Neurontin)*, lamotrigine *(Lamictal)*.
- Médicaments à visée urinaire (impériosité ou dysurie), antibiotiques si infection urinaire, autosondages selon les cas.
- Antidépresseurs et anxiolytiques pour traiter la dépression, psychothérapie de soutien.
- Médicaments contre la spasticité : baclofène *(Lioresal)*, dantrolène *(Dantrium)*, pompe intrathécale à baclofène, injections de toxine botulique.
- Tremblements : propranolol *(Avlocardyl)*, trihéxyphénidyl *(Artane)*.
- Anti-asthéniques pour lutter contre la fatigue.
- Traitements à visée sexuelle ± sexothérapie.
- Laxatifs ou antispasmodiques pour les troubles intestinaux.

Conduite à tenir IDE

Surveillance du traitement

- Bandelette urinaire ± ECBU avant bolus de corticoïde à la recherche d'infection urinaire.
- Efficacité du traitement : plusieurs jours après les bolus de corticoïdes et plusieurs mois après le début d'un traitement de fond.
- Effets secondaires des corticoïdes : poids, TA, température, glycémie capillaire (diabète cortico-induit), hypokaliémie, fragilité cutanée, suivi du régime pauvre en sel et en sucre, qualité d'endormissement et du sommeil, douleur gastrique.
- Effets secondaires des interférons bêta : asthénie, syndrome pseudo-grippal, syndrome dépressif, réaction locale au point d'injection.
- Effets secondaires *Copaxone* : réaction locale au point d'injection, vasodilatation (bouffée vasomotrice), oppression thoracique, dyspnée, palpitations ou tachycardie transitoires.
- Effets secondaires *Tysabri* : céphalée, réaction allergique, fièvre, fatigue, nausée, vomissement, infection urinaire, leucoencéphalopathie (rare).
- Effets secondaires mitoxantrone : toxicité hématologique (NFS), leucémie aiguë myéloïde, toxicité cardiaque (ECG, échographie cardiaque).
- Effets secondaires méthotrexate : toxicité hépatique et rénale (bilan sang).

Éducation du patient

- Consultation rapide si poussée.
- Information sur les facteurs aggravants ou provoquant une poussée : stress, infection, séjour en pays chaud.
- Éducation du patient concernant le traitement de fond : injections SC ou IM selon les produits, observance, mode de conservation, gestion de la fatigabilité.
- Ne jamais prendre l'initiative d'annoncer le diagnostic de SEP au patient.
- Apprentissage des autosondages urinaires selon les cas.
- Information de l'existence d'une association.
- Information et éducation de l'entourage, face à un handicap évolutif.

19. Épilepsie

Définition

- Crise épileptique : manifestation clinique d'une décharge électrique paroxystique, hypersynchrone, autoentretenue, d'une population de neurones corticaux hyperexcitables.
- Épilepsie : maladie chronique définie par la répétition des crises.

Épidémiologie

- Maladie neurologique la plus fréquente après la migraine : 500 000 personnes atteintes en France.
- Incidence : 50/100 000 habitants; prévalence : 1 %; 5 % de la population fera au moins une crise dans sa vie.
- 75 % des crises surviennent avant 20 ans.
- Pas de prédisposition ethnique, ni géographique, les femmes sont aussi souvent atteintes que les hommes.

Physiopathologie

Les neurones épileptiques sont caractérisés par :

- une hyperexcitabilité : tendance d'un neurone à générer des décharges répétées en réponse à une stimulation ne provoquant habituellement qu'un seul potentiel d'action;
- une hypersynchronie : propriété d'un groupe de neurones à générer de façon synchrone des trains de potentiel.

Ces perturbations électrophysiologiques peuvent être sous-tendues par des anomalies biochimiques responsables d'une hyperexcitabilité de la membrane neuronale.

Étiologies

- Une épilepsie généralisée est le plus souvent idiopathique, une épilepsie partielle est le plus souvent symptomatique (lésion sous-jacente).
- Tout ce qui peut léser le cortex peut être à l'origine de crises d'épilepsie (étiologies multiples).
- Pédiatrie : épilepsies idiopathiques +++, anoxie néonatale, traumatisme périnatal, méningoencéphalite, convulsions fébriles, malformations cérébrales, hypoglycémie, hypocalcémie, maladies métaboliques,

phacomatoses comme la maladie de Recklinghausen, syndrome de West, syndrome de Lennox-Gastaut.

- Adultes (épilepsies idiopathiques – sans lésion cérébrale macroscopique identifiable – et épilepsie symptomatique – 80 %) :
  - traumatisme crânien : hématome sous dural, etc.;
  - tumeurs cérébrales;
  - infections : encéphalite herpétique ou autre virus/bactérie, abcès, neurocysticercose, toxoplasmose, VIH...;
  - vasculaire : AVC, thrombophlébite cérébrale, malformations artérioveineuses, cavernomes, anévrysmes, vascularites;
  - toxiques : intoxication aiguë alcoolique ou sevrage, médicaments épileptogènes (neuroleptiques, antidépresseur tricyclique, ciclosporine... ou sevrage en barbituriques/benzodiazépines), drogues, intoxication au plomb/manganèse/CO...;
  - métaboliques : hypoglycémie, hyponatrémie, hypocalcémie, encéphalopathie urémique ou postanoxique.

Diagnostic

Le diagnostic d'une crise d'épilepsie est avant tout un diagnostic rétrospectif fait par l'interrogatoire du patient et des témoins.

Crise épileptique

Survenue brutale, signes neurologiques brefs, signes stéréotypés, normalité de l'examen neurologique (sauf signes neurologiques en rapport avec épilepsie symptomatique).

Crises généralisées

- Absence (« petit mal ») : suspension brutale de la conscience, perte de contact, avec amnésie de la crise, puis reprise de l'activité.
- Crises tonicocloniques (« grand mal ») : perte de connaissance, durée de 2–3 minutes en général :
  - phase tonique : raideur des 4 membres (10 secondes);
  - phase clonique : secousses musculaires (20 secondes);
  - phase stertoreuse : respiration bruyante (2 minutes), retour progressif à la conscience (30 minutes à quelques heures).

Crises partielles

- Simples (sans altération de la conscience) :
  - motrices : crise bravais-jacksonienne (début à une extrémité d'un membre puis extension à la racine; valeur localisatrice : cortex rolandique, frontal ascendant controlatéral), crise versive (déviation conjuguée de la tête et des yeux)...;
  - sensitives : fourmillements...;

– sensorielles : visuelles/auditives/olfactives/gustatives;
– végétatives : nausées, vomissement, douleur gastrique, palpitations...;
– psychiques/émotives : sensation de bonheur...

- Complexes avec généralisation secondaire : suivies d'altération de la conscience, automatismes moteurs (mâchonnements, frottements des mains, verbaux stéréotypés...), illusions, déjà-vu, etc.

Diagnostic différentiel d'une crise épileptique

Syncope, accident ischémique transitoire, migraine accompagnée, mouvements anormaux paroxystiques.

Examens complémentaires

Devant une première crise, le bilan suivant doit être réalisé :

- bilan sanguin : ionogramme sanguin, calcémie, glycémie, NFS-plaquettes;
- électroencéphalogramme (EEG) : localisation, fréquence des anomalies électriques. Les modifications EEG en réponse aux épreuves d'activation permettent de repérer les anomalies intercritiques en faveur d'une épilepsie; également, enregistrement d'une crise pendant l'examen;
- imagerie cérébrale : TDM systématique et réalisée en urgence ou IRM à la recherche d'une étiologie si épilepsie symptomatique;
- sérologie VIH, alcoolémie, dosage toxiques selon le contexte;
- ponction lombaire si suspicion de méningite.

Évolution

- Maladie chronique.
- Guérison spontanée possible surtout si épilepsie idiopathique, durée moyenne d'épilepsie 12 ans, guérison plus rare si l'épilepsie est consécutive à une lésion cérébrale congénitale ou acquise.
- Épilepsies spontanément bénignes (20–30 % des malades) : traitement antiépileptique non systématique; si traitement justifié, arrêt du traitement possible après 2 ans sans crises, de façon très progressive.
- Épilepsies pharmacosensibles (30–40 % des malades) : le traitement adapté permet un contrôle quasi complet des crises. Après 2 ans sans crises, on peut essayer de diminuer progressivement puis d'arrêter les médicaments.
- Épilepsies pharmacodépendantes (10–20 % des malades) : l'arrêt du traitement même en cas d'efficacité à 100 % peut entraîner une récidive des crises.
- Épilepsies pharmacorésistantes (20–30 % des malades) : persistance des crises malgré une polythérapie bien conduite qui diminue la fréquence des crises et évite les états de mal.

Traitement

Mesures générales

- Ne pas traiter une première crise sauf si épilepsie symptomatique, ne traiter que si diagnostic certain.
- Calendrier des crises pour évaluer l'efficacité thérapeutique.
- Introduction très progressive du traitement chez un patient prévenu du risque des effets secondaires potentiels.
- Contrôle des facteurs déclenchants.
- Surveillance clinique rapprochée en début de traitement et lors des modifications thérapeutiques.

Médicaments antiépileptiques (voir fiche n° 41)

- En première intention : monothérapie, augmentation progressive des doses, ne jamais interrompre le traitement brutalement (risque d'état de mal lors du sevrage).
- Dosage plasmatique des antiépileptiques inutile sauf dans les situations suivantes : vérification de l'observance, recherche de surdosage si trouble cognitif, insuffisances rénale/hépatique, polythérapie avec des médicaments inducteurs enzymatiques, au cours de la grossesse, prescription de la phénytoïne (cinétique particulière).
- Bilan sanguin : NFS-plaquettes, bilan hépatique avec carbamazépine.
- En première intention d'une épilepsie généralisée : acide valproïque *(Dépakine)* (spectre large, peu d'effets secondaires, absence d'induction enzymatique, n'aggrave pas les autres épilepsies), ou lamotrigine *(Lamictal)*, surtout chez les femmes car le *Dépakine* est tératogène.
- Phénobarbital *(Gardénal)* si absence de prise en charge sociale, paupérisme (faible coût), mauvaise compliance (longue demi-vie).
- En première intention d'une épilepsie partielle : carbamazépine *(Tégrétol)* (effets indésirables discrets, pas d'effet orexigène, mais inducteur enzymatique), acide valproïque, lamotrigine *(Lamictal)*, gabapentine *(Neurontin)* (pas d'effet d'induction enzymatique).
- Antiépileptiques d'appoint : benzodiazépines (effet antiépileptique majeur et immédiat dans tous les types de crises, mais épuisement de l'effet après quelques semaine et dépendance).
- Clonazépam *(Rivotril)* IV, diazépam *(Valium)* IV/intrarectal : traitement d'urgence des crises ou états de mal.
- Clobazam *(Urbanyl) per os* : traitement adjuvant de certaines crises, ou intermittent.

Traitement étiologique

Si épilepsie symptomatique, selon étiologie.

pathologies

Traitement chirurgical

Il est indiqué en cas d'épilepsie pharmacorésistante, symptomatique ou cryptogénique, avec une origine focale bien identifiée et que l'ablation de cette zone ne risque pas de créer un autre handicap. L'ablation de la zone cérébrale peut être en rapport avec une lésion (tumeur, malformation, séquelle d'infection, traumatisme...), ou la zone du cortex épileptogène en l'absence de lésion.

Bilan préopératoire

- Enregistrement vidéo-EEG : enregistrer et examiner le patient pendant une crise.
- Enregistrements EEG intracérébraux comme la stéréo-électroencéphalographie (électrodes introduites dans le cerveau à travers le crâne) dans les cas particuliers.
- IRM cérébrale.
- IRM fonctionnelle : précise la localisation des régions responsables des fonctions motrices, du langage, etc.
- Scintigraphie de perfusion cérébrale (Spect), étude du métabolisme cérébral par Pet-scan.
- Tests neuropsychologiques.

Stimulation électrique du nerf vague

Traitement récent introduit en France en 1996, il est indiqué si le traitement chirurgical classique est impossible : stimulation du nerf X sur son trajet le long du cou à gauche car ce nerf a des projections sur le cerveau et sa stimulation modifie l'activité cérébrale. Traitement non curatif mais qui permet de diminuer la fréquence des crises.

Conduite à tenir IDE

Conduite à tenir en cas de crise convulsive

- Garder son calme, observer le déroulement de la crise, noter l'heure du début et de la fin de la crise, la durée de la crise.
- Allonger le patient en décubitus latéral.
- Protéger la tête et les membres contre les blessures éventuelles, desserrer ses vêtements, col, ceinture.
- Ne pas maintenir le membre contracté.
- S'assurer que le patient respire sans difficulté, enlever ce qui est dans la bouche.
- Rester avec le patient jusqu'à la récupération.
- Syndrome confusionnel possible après reprise de conscience, le rassurer.
- Appel du médecin en cas de crise prolongée, de répétition des crises à intervalle court, de blessures.

Éducation et conseils

- Éviter les facteurs favorisant les crises (hygiène de vie) : alcool, surmenage, privation de sommeil, certains médicaments, stimulation lumineuse intermittente (stroboscope dans les discothèques, jeux vidéo…), décalage horaire.
- Éviter les sports dangereux : plongée, alpinisme, natation…
- Conduite de véhicules motorisés : il est de la responsabilité du conducteur de déclarer une épilepsie préexistante au moment du passage de l'examen du permis de conduire, en répondant avec sincérité au questionnaire de santé qui lui est remis à cette occasion. En cas d'épilepsie se déclarant postérieurement, il doit, à son initiative, solliciter l'avis de la commission médicale départementale du permis de conduire. Des décisions de jurisprudence ont conclu, à la suite de diverses procédures, que la conduite d'un véhicule, au mépris des conditions énoncées dans l'arrêté du 21 décembre 2005, fixant la liste des affections médicales incompatibles avec l'obtention ou le maintien du permis de conduire, équivalait à une conduite sans permis en état de validité.
- Discuter d'un changement professionnel si profession à risque : chauffeur poids lourd…

Conduite à tenir IDE

- Chez les femmes, contraception car risque malformatif avec les médicaments. Les médicaments ne diminuant pas l'effet contraceptif sont : *Dépakine, Neurontin, Keppra, Epitomax, Lamictal.*
- Grossesse programmée (sous monothérapie antiépileptique à posologie minimale efficace, surveillance clinique et EEG, intérêt d'une supplémentation en acide folique en période préconceptionnelle) : risque tératogène faible avec tous les antiépileptiques, d'autant plus important qu'il existe une polythérapie.

Signes de gravité

- Durée de la crise >10 minutes, ou répétition des crises avec un intervalle court car risque d'évoluer vers un état de mal.
- Intensité des signes végétatifs : bradycardie, bradypnée, pâleur, cyanose, vomissements.

20. Comas

Définition et physiologie

Abolition de la conscience et de l'éveil comportemental, non réversible sous l'influence des stimulations ; lésion ou dysfonctionnement de la formation réticulaire activatrice ascendante du tronc cérébral qui constitue le support neurophysiologique de la fonction de la vigilance.

Étiologies

- Causes toxiques (les plus fréquentes) : intoxication au CO, barbituriques, benzodiazépines, neuroleptiques, antidépresseurs tricycliques, opiacés, méprobamate, lithium, atropiniques, alcool massif, organophosphorés (insecticides), etc.
- Comas traumatiques : commotion cérébrale associée ou non à des contusions cérébrales, hématome extradural, sous-dural.
- Causes vasculaires : hémorragies méningées, AVC ischémique massif, hémorragique, malformations artérioveineuses.
- État de mal épileptique ou coma postcritique.
- Causes infectieuses : encéphalite herpétique, neuropaludisme, méningite, autre méningo-encéphalite.
- Tumeurs cérébrales avec hypertension intracrânienne et engagement cérébral.
- Encéphalopathies métaboliques (coma progressif en général) : hypoglycémie, hypo ou hypernatrémie, hypercalcémie, insuffisance surrénalienne aiguë, hypothyroïdie sévère, encéphalopathie hépatique, rénale, respiratoire, acidocétose ou coma hyperosmolaire chez le diabétique, carence en vitamine B1, porphyrie aiguë intermittente, anoxie par arrêt cardiaque.

Diagnostic

Examen clinique

Mesures urgentes +++

Libération des voies aériennes, ventilation efficace, maintien des fonctions vitales (ventilation, circulation), administration de glucose et de vitamine B1.

Anamnèse

Interrogatoire de l'entourage pour orienter vers une cause vasculaire, toxique, traumatique, médicamenteuse.

Examen général

À la recherche d'un syndrome infectieux, d'un traumatisme, d'une affection viscérale ou endocrinienne pouvant être à l'origine du coma.

Examen neurologique

- Score de Glasgow (voir fiche n° 17 : Traumatismes crâniens).
- Syndrome méningé à rechercher.
- Motricité :
  - étude des réponses motrices aux stimulations douloureuses, au niveau de la face : grimace, ouverture des yeux ou clignement, paralysie faciale aux manœuvres de Pierre-Marie et Foix… ;
  - au niveau des membres : réactivité absente, appropriée ou inappropriée, décortication (flexion-adduction des membres supérieurs et extension des membres inférieurs en rapport avec une souffrance hémisphérique diffuse), décérébration (extension-adduction et pronation des membres supérieurs et extension des membres inférieurs en rapport avec une souffrance de la partie haute du tronc cérébral).
- Signes oculaires (paupière, pupilles, oculomotricité) :
  - atteinte hémisphérique : déviation conjuguée des yeux du côté opposé à une hémiplégie, « le patient regarde sa lésion », absence unilatérale de réponse motrice ;
  - atteinte pédonculaire : altération des réflexes oculocéphalique vertical et photomoteur ;
  - atteinte protubérantielle : *bobbing* oculaire, altération du réflexe cornéen et oculocéphalique horizontal, oculovestibulaire, myosis bilatéral punctiforme.
- Étude de la respiration :
  - respiration périodique de Cheynes-Stokes (alternance régulière d'apnée et d'hyperpnée) : souffrance diencéphalique ou mésencéphalique supérieure ;
  - hyperventilation neurogène centrale : atteinte mésencéphalique inférieure et protubérantielle supérieure ;
  - respiration apneustique : pauses en inspiration et en expiration (Küssmaul), atteinte protubérantielle inférieure ;
  - respiration ataxique : irrégulière, anarchique, entrecoupée de pauses, parfois en salves, atteinte bulbaire (précède l'arrêt cardio-respiratoire) ;

– hyperventilation réflexe à l'hypoxie ou à l'acidose métabolique;
– hypoventilation : toxique (opiacés, benzodiazépines, barbituriques).

Examens complémentaires

- Urgence ++++.
- Biologie : NFS-plaquettes, ionogramme sanguin, urée, créatinine, glycémie, calcémie, CPK, bilan hépatique, alcoolémie, dosage des toxiques, gaz du sang avec mesure du CO, bilan infectieux si fièvre.
- TDM cérébrale.
- Ponction lombaire si fièvre, syndrome méningé.
- EEG : rechercher un état de mal épileptique, une encéphalopathie métabolique/toxique, une encéphalite herpétique, un état de mort cérébrale.

Évolution

Elle est variable : récupération totale, qui peut être rapide (commotion cérébrale bénigne) ou lente (intoxication aux barbituriques), ou persistance de séquelles neurologiques, évolution fatale avec collapsus cardiovasculaire, selon l'étiologie du coma, l'âge, etc.

Mort cérébrale

Lésions irréversibles des structures cérébrales, l'arrêt cardiaque survient dans un délai de quelques jours à quelques semaines. Tracé EEG plat, aucune perfusion sanguine cérébrale.

État végétatif

Persistance des fonctions végétatives (respiration spontanée, régulations cardiovasculaires, réflexes cornéens, oculovestibulaires, photomoteurs, cycle veille-sommeil…) mais aucune récupération de la perceptivité, pas de réponse appropriée aux stimulations, tracé EEG lent ou plat.

Diagnostic différentiel

- *Locked-in syndrome* : atteinte protubérantielle bilatérale (AVC souvent) avec quadriplégie, diplégie faciale, paralysie labio-glosso-pharyngolaryngée, paralysie de la latéralité du regard. Seuls mouvements possibles : ouverture des yeux, mouvements verticaux des yeux.
- Mutisme akinétique : lésions frontales bilatérales, hydrocéphalie aiguë; ne parle pas et ne bouge pas sans atteinte des voies motrices comme dans le *locked-in*. Conservation de l'ouverture spontanée des yeux ou après stimulation, mouvements conjugués des yeux, clignement à la menace.
- État de non-réponse psychogène.

Traitement

Mesures générales

- Liberté des voies aériennes (retrait appareil dentaire, canule de Guédel, aspiration), ventilation au masque, intubation si Glasgow < 7.
- Pose de voie veineuse périphérique.
- Lutte contre le collapsus cardiovasculaire.
- Surveillance des fonctions vitales : scope, pupilles, score de Glasgow.
- Pose de sondes urinaire, gastrique.
- Nursing, prévention d'escarres, de phlébites.
- Désencombrement bronchopulmonaire.
- Protection des cornées.

Médicaments

- Vitaminothérapie B1, B6, PP.
- Sérum glucosé si hypoglycémie.
- Antidotes si suspicion intoxication :
  - aux benzodiazépines : flumazénil *(Anexate)* en bolus de 0,2 mg IV, relayé par 0,5–1 mg/heure IVSE si efficace ;
  - aux opiacés : naloxone *(Narcan)*, 0,2–0,4 mg IV puis 0,1 mg toutes les minutes si nécessaire pour obtenir une fréquence respiratoire > 14/min puis relais par 1,6–2,4 mg en 6 heures en perfusion continue.

Traitement étiologique

Il doit être mis en œuvre le plus rapidement possible :

- neurochirurgie si traumatique ou hémorragie méningée ;
- antiépileptiques si état de mal ;
- corticoïdes si hypertension intracrânienne…

Diagnostic de mort cérébrale

Il est régi par le décret du 2 décembre 1996 :

- si la personne présente un arrêt cardiaque et respiratoire persistant, le constat de la mort ne peut être établi que si les trois critères cliniques suivants sont simultanément présents (article R.1232.1 du Code de la santé publique) :
  - absence totale de conscience et d'activité motrice spontanée ;
  - abolition de tous les réflexes du tronc ;
  - absence totale de ventilation spontanée ;

- de plus, en complément des trois critères cliniques mentionnés précédemment, il doit être recouru pour attester du caractère irréversible de la destruction encéphalique :
  - soit à deux électroencéphalogrammes nuls et aréactifs effectués à un intervalle minimal de quatre heures, réalisés avec amplification maximale sur une durée d'enregistrement de trente minutes et dont le résultat doit être immédiatement consigné par le médecin qui en fait l'interprétation ;
  - soit à une angiographie objectivant l'arrêt de la circulation encéphalique et dont le résultat doit être immédiatement consigné par le radiologue qui en fait l'interprétation ;
- si la personne dont le décès est constaté cliniquement est assistée par ventilation mécanique et conserve une fonction hémodynamique, l'absence de ventilation spontanée est vérifiée par une épreuve d'hypercapnie (article R.1232.2 du Code de la santé publique).

21. Accident vasculaire cérébral

Définition et physiologie

- Accident vasculaire cérébral (AVC) ischémique, ou infarctus cérébral : symptôme neurologique focal d'installation brutale, lié à l'atteinte cérébrale dans un territoire d'une artère cérébrale (baisse ou interruption du flux sanguin des artères cérébrales, carotides, artères vertébrales, par occlusion).
- AVC hémorragique : lésion cérébrale en rapport avec un saignement d'un vaisseau cérébral.
- Accident ischémique transitoire (AIT) : symptômes cliniques transitoires, régressifs en moins de 24 heures (en général en moins de 1 heure), sans lésion à l'imagerie cérébrale. Il s'agit d'une urgence (bilan étiologique, traitement prophylactique) même si la récupération est complète, car c'est un signe d'alarme avec haut risque d'un AVC ischémique constitué dans les jours suivants.

Épidémiologie

- AVC ischémique dans 80 % des cas, AVC hémorragique dans 20 % des cas.
- première cause de handicap physique acquis chez l'adulte en France.
- Troisième cause de mortalité après les cancers et les cardiopathies.
- 150 000 AVC chaque année, 75 % des patients sont âgés de plus de 65 ans mais il peut se produire à tout âge.

Étiologies

AVC ischémique

- Athérome.
- Embolie (caillot de sang qui vient occlure l'artère) par cardiopathie emboligène (arythmie par fibrillation auriculaire, valvulopathie, etc.).
- Dissection artérielle (déchirure de la paroi artérielle entraînant une réaction de thrombose).
- Facteurs de risque : HTA +++, hypercholestérolémie, diabète, tabagisme, surcharge pondérale, âge, sexe masculin, cardiopathie emboligène, contraception orale.

AVC hémorragique

- Microangiopathies : HTA, diabète.
- Malformations artérioveineuses, anévrysmes.
- Facteurs de risque : HTA +++, troubles de l'hémostase (anticoagulants, etc.), alcoolisme, âge.

Diagnostic

Signes fonctionnels

La présentation la plus fréquente de l'ischémie cérébrale est la suivante :

- début brutal +++;
- faiblesse, paralysie, engourdissement, perte de sensibilité, incoordination de la face, du bras ou de la jambe d'un côté du corps;
- diminution ou perte de la vision d'un œil ou des deux yeux, ou diminution partielle d'un champ visuel;
- perte soudaine de la parole ou difficulté pour parler ou comprendre ce qui est dit, trouble de l'articulation;
- instabilité à la marche, chute soudaine, trouble de l'équilibre, trouble de la marche;
- vertige, vision double, nausée, vomissement, céphalée inhabituelle;
- trouble de la conscience, stupeur ou coma, confusion, crise d'épilepsie (rare).

Examen clinique

- Interrogatoire : heure du début, mode d'installation, antécédents médicaux, notamment cardiopathies, facteurs de risque, prise d'anticoagulants.
- Lésion de l'hémisphère gauche (dominant) du cerveau : hémiplégie droite, aphasie, hypoesthésie droite, hémianopsie latérale homonyme droite, déviation spontanée des yeux vers la gauche, paralysie faciale droite, dysarthrie, troubles de l'écriture, de la lecture, du calcul.
- Lésion de l'hémisphère droit (mineur) du cerveau : négligence spatiale gauche, hémiplégie gauche, anosognosie, hémiasomatognosie, hypoesthésie gauche, hémianopsie latérale homonyme gauche, déviation spontanée des yeux à droite, paralysie faciale gauche, dysarthrie, extinction sensitive gauche.
- Lésion du tronc cérébral/cervelet : tétraplégie, hypoesthésie des 4 membres, atteinte croisée des nerfs crâniens, syndrome cérébelleux, dysarthrie, nystagmus, diplopie, vertiges, au maximum *locked-in syndrome*.
- Lésion lacunaire : atteinte motrice pure de la face, du bras ou de la jambe, atteinte sensitive pure de l'hémicorps, maladresse de la main.

Examens complémentaires

- **Urgence** +++.
- TDM ou IRM cérébrale : recherche de l'hémorragie ou ischémie, topographie cérébrale. Dans les premières heures d'un AVC ischémique, la TDM cérébrale est souvent normale (retard radioclinique jusqu'à 24 heures), mais l'IRM cérébrale détecte la lésion précocement (à partir de 30 minutes). À la TDM : hyperdensité spontanée en rapport avec l'hématome, sinon signes précoces d'AVC ischémique (hyperdensité spontanée intra-artérielle en rapport avec un thrombus massif, effacement des sillons corticaux et atténuation de contraste intraparenchymateux entre les substances blanche et grise en rapport avec l'ischémie débutante), ou hypodensité intraparenchymateuse en rapport avec l'infarctus constitué.
- Bilan sanguin : NFS-plaquettes, ionogramme sanguin, créatinine, glycémie, troponine, CPK, TP, TCA.
- Bilan sans urgence : bilan lipidique, glycémie à jeun, protéinurie des 24 heures.
- Bilan étiologique : échographie cardiaque transthoracique ± transœsophagienne (recherche de cardiopathie emboligène), échographie Doppler des troncs supra-aortiques, ECG-Holter (arythmie), angio-IRM et/ou artériographie cérébrale à la recherche de malformations artérioveineuses ou anévrysmes si AVC hémorragique.

Évolution

- Après un AVC, 1 personne sur 5 décède dans le mois qui suit.
- 3/4 des survivants en garderont des séquelles définitives et 1/3 deviendront dépendants dans la vie de tous les jours.
- 1/4 des patients frappés par un AVC ne reprendront jamais d'activité professionnelle du fait de leur handicap. Un handicap qui peut aussi être psychique : 1/4 également des patients qui ont fait un AVC sont dépressifs.
- 2e cause de démence après la maladie d'Alzheimer.

Traitement

Mesures générales

- **Urgence thérapeutique** +++.
- Repos strict au lit à plat devant la suspicion de sténose artérielle (maintien d'une bonne perfusion sanguine cérébrale) si AVC ischémique; surélévation de la tête à 30° si hémorragie pour lutter contre l'hypertension intracrânienne.
- Assurer une bonne hémodynamique.

- Assurer un bon équilibre hydroélectrolytique et nutritionnel.
- Si aggravation clinique (conscience, déficit neurologique, pupilles), prévenir le médecin en urgence.
- Surveillance TA, pouls, température, diurèse, score NIH.
- Prévention des complications de décubitus (thromboemboliques, escarres, infections).
- Surveillance des troubles de la déglutition.
- Kinésithérapie (mise au fauteuil dès que possible), orthophonie, ergothérapie +++.

Médicaments

En phase aiguë d'un AVC ischémique

- Si délai < 3 heures par rapport au début des symptômes : possibilité de thrombolyse intraveineuse par rt-PA.
- Si délai > 3 heures : aspirine IV.
- Si TAS > 180 mmHg et/ou TAD > 105 mmHg : antihypertenseur IVSE. Ne pas baisser trop la TA pour maintenir une bonne perfusion cérébrale.
- Stabilisation de la plaque d'athérosclérose et traitement de l'hypercholestérolémie par statines.
- Traitement des complications neurologiques : HTIC, épilepsie, transformation hémorragique.

À distance de la phase aiguë d'un AVC ischémique

- Aspirine *(Aspégic, Kardégic) per os* ou clopidrogel *(Plavix)*, ou anticoagulant (héparine puis antivitamine K si cardiopathie emboligène).
- Traitement antihypertenseur *per os* à distance de la phase aiguë.
- Arrêt du tabac.

AVC hémorragique

- Contrôle strict de la TA par antihypertenseur IVSE initialement, puis *per os*.
- Lutte contre les facteurs de risque : HTA, diabète, alcool.

Traitement chirurgical

- Endartériectomie si sténose carotidienne.
- Intervention chirurgicale ou endovasculaire pour traiter une rupture d'anévrysme ou une malformation artérioveineuse.

☞ *Échelle du National Institutes of Health (NIH)*

Il existe une échelle internationale d'évaluation à la phase aiguë des patients ayant eu un AVC ischémique.
Le score initial est corrélé avec le volume de l'infarctus et avec le handicap résiduel à distance de l'accident.

Conduite à tenir IDE

Conduite à tenir immédiate pour le patient ou le témoin

Appeler le 15 pour être dirigé le plus vite possible vers l'hôpital équipé pour traiter l'infarctus cérébral.

Accueil du patient aux urgences

- **Urgence thérapeutique ++++.**
- Deux situations peuvent se présenter : soit le patient arrive dans les 3 heures suivant le 1er signe focal, soit il arrive au-delà de ce délai.

Arrivée dans les 3 heures aux urgences

- Systématiquement, envisager une thrombolyse intraveineuse par rt-PA +++.
- Patient confié au médecin compétent en neurologie vasculaire de garde ou urgentiste formé à la neurologie vasculaire en contact avec un neurologue vasculaire.
- Évaluer état général, SaO_2, TA, pouls, température, glycémie capillaire, ECG (arythmie ? infarctus cardiaque ?).
- Examen neurologique, score du NIH, pupilles.
- Prise de sang en urgence : NFS-plaquettes, ionogramme sanguin, créatinine, glycémie, troponine, CPK, TP, TCA (rechercher la prise d'anticoagulant à l'interrogatoire).
- Pose de voie veineuse périphérique.
- Poids (pour calcul dose rt-PA).
- TDM ou IRM cérébrale en urgence (pour éliminer une hémorragie/hématome et rechercher des signes précoces d'ischémie cérébrale).
- Repos strict au lit.

Arrivée au-delà de 3 heures après le début des symptômes

- Le traitement par rt-PA intraveineux est contre-indiqué en dehors des essais thérapeutiques.
- Repos strict au lit initialement.
- Évaluer état général, SaO_2, TA, pouls, température, glycémie capillaire, ECG (arythmie ? infarctus cardiaque ?).
- Examen neurologique, score du NIH, pupilles.

Conduite à tenir IDE

- Prise de sang en urgence : NFS-plaquettes, ionogramme sanguin, glycémie, troponine, CPK, TP, TCA (rechercher la prise d'anticoagulant à l'interrogatoire). Résultats à récupérer en urgence car vérification de l'absence de contre-indications de la thrombolyse.
- Pose de voie veineuse périphérique.
- TDM ou IRM cérébrale en urgence (pour éliminer une hémorragie/hématome et rechercher des signes précoces d'ischémie cérébrale).

Administration du rt-PA

Présentation

Altéplase (*Actilyse* : lyophilisat à 10, 20, 50 et 100 mg), à dissoudre avec du sérum physiologique à 1 mg/mL. Ne doit pas être mélangé à d'autres médicaments dans la même perfusion ou cathéter.

Contre-indications

- Antécédent d'accident vasculaire cérébral ou de lésion sévère du SNC.
- Hémorragie en cours ou risque hémorragique.
- Déficit constitutionnel ou acquis de l'hémostase.
- HTA sévère non contrôlée.
- Traumatisme sévère ou intervention chirurgicale récente (notamment intracrânienne ou médullaire).
- Hépatopathie sévère, notamment insuffisance hépatique, cirrhose, hypertension portale et hépatite évolutive.
- Pancréatite aiguë.
- Massage cardiaque externe traumatique.
- Ponction récente d'un vaisseau non accessible à la compression (par exemple veine sous-clavière ou jugulaire).
- Endocardite bactérienne.
- Péricardite.
- Rétinopathie hémorragique, notamment diabétique.
- Ulcères digestifs documentés au cours des 3 derniers mois, varices œsophagiennes.

Conduite à tenir IDE

- Anévrisme artériel, malformation artérielle ou veineuse.
- Néoplasie majorant le risque hémorragique.

Posologie

- Administration par voie intraveineuse de 0,9 mg/kg, sans dépasser une dose totale de 90 mg.
- 10 % de la dose en bolus IVD sur 1 minute.
- 90 % restants en IVSE en 1 heure.

Surveillance de la thrombolyse

- Les 24 premières heures : score NIH, TA, pouls, SaO_2, température, scope ECG, pupilles, glycémie capillaire, au moins toutes les heures.
- Complications (hémorragie intracrânienne, œdème cérébral) : aggravation clinique avec score du NIH plus élevé, trouble de la conscience, céphalée, nausée, vomissement, asymétrie des pupilles.
- Recherche d'une réaction allergique.
- Recherche d'une hémorragie extériorisée : saignement gingival, épistaxis, rectorragie, méléna.
- Recherche de complications thromboemboliques : phlébite, embolie pulmonaire (aucun traitement antiplaquettaire, aspirine, *Plavix*, ni d'anticoagulant préventif/curatif pendant les 24 heures suivant l'administration du rt-PA ++++).
- Surveillance : troubles de la déglutition, pneumopathie d'inhalation, globe vésical, infections urinaires.
- Surveillance stricte de la glycémie et insulinothérapie adaptée (l'hyperglycémie à la phase aiguë retentit sur le score de Rankin à distance).

Éducation et conseils

- Maladie grave mais une récupération partielle voire complète peut être possible, d'où l'importance de la rééducation après la phase aiguë.
- Contrôle des facteurs de risque.

22. Polynévrite

Définition et physiologie

Polynévrite, ou polyneuropathie : atteinte bilatérale, symétrique et synchrone des troncs nerveux périphériques. Les grosses fibres myélinisées sensitives et motrices sont précocement lésées avec une atteinte distale prédominante.

Étiologies

- Polynévrites carentielles :
  - carence en vitamine B1 : alcool +++, béribéri, gastrectomie, autres causes de dénutrition ;
  - carence en vitamine B6 : provoquée par traitement par isoniazide ;
  - carence en acide folique : syndrome de malabsorption ;
  - carence en vitamine B12.
- Polynévrites toxiques :
  - intoxication aux métaux lourds ;
  - arsenic ;
  - mercure, chlore, apiol, thallium, bromure de méthyle, essence et ses dérivés, acrylamide, etc.
- Polynévrites iatrogènes :
  - chimiothérapie : alcaloïdes de pervenche (vincristine, vinblastine…), cisplatine ;
  - nitrofurantoïne, métronidazole, diphénilhydantoïne, barbituriques, amiodarone, disulfiram, etc.
- Polynévrites des maladies endocriniennes et métaboliques :
  - polynévrites diabétiques +++ ;
  - insuffisance rénale chronique ;
  - neuropathie amyloïde acquise ;
  - hypothyroïdie.
- Polynévrites infectieuses : sida, diphtérie, botulisme, fièvre typhoïde, mélitococcies.
- Polynévrites paranéoplasiques.
- Gammapathies monoclonales bénignes à IgG ou A.
- Polynévrites génétiques : maladie de Charcot-Marie, maladie de Dejerine-Sottas, maladie de Roussy-Levy, maladie de Thévenard, maladie de Refsum, leucodystrophie métachromatique, maladie de Fabry, amyloïdose familiale, neuropathie mitochondriale.

Diagnostic

Examen clinique

- Atteinte bilatérale et symétrique ++++.
- Troubles moteurs :
  - paralysie flasque, prédominant aux extrémités; les atteintes les plus fréquentes sont les loges antéro-externes aux membres inférieurs et le territoire radial aux membres supérieurs;
  - réflexes ostéotendineux diminués ou abolis;
  - amyotrophie.
- Troubles sensitifs :
  - signes subjectifs : engourdissement, fourmillements, douleur à type d'élancements, brûlures, strictions;
  - prédominent aux extrémités en « chaussettes et en gants »;
  - hypo ou anesthésie, hyperesthésie douloureuse.
- Troubles végétatifs : peau sèche, cyanose, chute des poils, ongles striés, cassants.

Examens complémentaires

- EMG : confirme l'atteinte neurogène en montrant la présence de fibrillations au repos, l'appauvrissement du tracé en unités motrices à l'effort.
- Potentiels évoqués somesthésiques : réduction extrême de leur amplitude, constituant un argument en faveur de l'origine axonale de l'atteinte nerveuse.
- Biopsie nerveuse à discuter au cas par cas.

Traitement

Mesures générales

- Kinésithérapie +++.
- Prévention des complications du décubitus.
- Prévention des maux perforants plantaires (hygiène, pédicure).

Traitement étiologique

Équilibration du diabète, supplémentation vitaminique, arrêt de l'alcool…

Traitement symptomatique de la douleur

Voir Fiche 3, notamment duloxétine *Cymbalta* pour la neuropathie diabétique.

23. Polyradiculonévrite aiguë inflammatoire : syndrome de Guillain-Barré

Définition et physiologie

La polyradiculonévrite aiguë est l'atteinte inflammatoire de la myéline des racines, plexus, troncs nerveux, paires crâniennes et fibres végétatives, entraînant une mauvaise conduction nerveuse.

Épidémiologie

- Cas sporadiques.
- Incidence : 1,5/100 000 habitants.
- Tous les âges, homme et femme.

Physiopathologie et mécanismes d'adaptation

- Il s'agit probablement d'un trouble dysimmunitaire du système nerveux périphérique.
- Indépendamment de l'agent responsable, on retrouve dans 40 % des cas une infection virale, une diarrhée, une vaccination dans les semaines précédant la maladie.
- À la suite de cette attaque auto-immune, la gaine du nerf (la myéline) et parfois aussi la partie couverte du nerf assurant la conduction (l'axone) sont endommagées et les signaux sont ralentis ou modifiés. Des sensations anormales et une faiblesse musculaire en résultent.

Diagnostic

Signes fonctionnels

Apparition rapide, de quelques jours à 3 (ou 4) semaines, d'une faiblesse motrice et de troubles sensitifs (engourdissement, picotements), affectant de façon bilatérale et symétrique, et typiquement ascendante, les jambes, ensuite les bras, et parfois même les muscles respiratoires et le visage.

Examen clinique

- Abolition des réflexes ostéotendineux.
- Déficit sensitivo-moteur, bilatéral, symétrique.

pathologies

- Atteinte des paires crâniennes (diplopie, paralysie faciale…).
- Recherche des signes de gravité : trouble respiratoire +++ (toux efficace ou non, tirage respiratoire, fréquence respiratoire), trouble de la déglutition, stase salivaire +++, trouble dysautonomique (trouble de rythme cardiaque, trouble tensionnel) +++.

Examens complémentaires

- Biologie sanguine : hyponatrémie dans les formes graves.
- PL : dissociation albumino-cytologique (hyperprotéinorachie sans cellule).
- EMG : atteinte démyélinisante avec ralentissement des vitesses de conduction et blocs de conduction.

Évolution

- Phase d'extension de 5–10 jours puis phase de plateau puis phase de récupération.
- 40 % des malades requièrent une ventilation assistée en raison de l'atteinte respiratoire.
- Plus de 80 % : guérison totale ou presque.
- 5 à 15 % des patients : invalides à plus ou moins long terme (peu de séquelles motrices mais surtout dysesthésies résiduelles).
- Jusqu'à 5 % de mortalité par complications respiratoires ou cardiovasculaires.
- Fatigue très fréquente dans les suites.

Traitement

Mesures générales

- **Urgence thérapeutique** +++.
- Hospitalisation en urgence, surveillance proche d'une réanimation (prévenir le service de réanimation).
- Surveillance rapprochée clinique +++ : *testing* musculaire, déglutition, toux, fréquence respiratoire, ampliation thoracique, capacité vitale pulmonaire si possible.
- Prévention des complications du décubitus +++ : thromboemboliques (anticoagulation), régime hyperprotidique, supplémentation vitaminique, escarres, position des membres inférieurs (dans les formes graves : positionnement pied en équin avec risque de séquelles nécessitant une intervention chirurgicale).
- Kinésithérapie +++.
- Prévention d'un ulcère de stress.

- Transfert en réanimation si : troubles de la déglutition et/ou respiratoires et/ou hémodynamiques. Surveillance sous scope, TA, SaO_2 (souvent normale, faussement rassurante ++), comptage ++, toux++, pouls, ECG, sonde gastrique, sonde urinaire, intubation/ventilation assistée si besoin.

Médicaments

- Dans les formes sévères, pour écourter la durée de la phase aiguë : immunoglobulines polyvalentes IV (0,4 g/kg/jour pendant 5 jours) (voir partie Médicaments) ou plasmaphérèses (4–6 échanges plasmatiques).

Conduite à tenir IDE

- Surveillance TA, pouls, SaO_2, comptage en apnée (faire compter à voix haute en bloquant l'expiration), intensité de la toux, déglutition.
- Seringue d'atropine prête à l'emploi (en cas de bradychardie sévère) (sur prescription médicale).
- Positionnement car atteinte périphérique (paralysie flasque) donc risque de positions vicieuses.
- Surveillance créatininémie et hydratation sous Ig IV (mais risque de surcharge, œdème pulmonaire aigu).
- Attention aux phlébites car contrairement à la paralysie centrale où il reste un certain tonus autour des veines, il n'existe rien qui favorise le retour veineux (don risque d'embolie pulmonaire +++).

24. Syndrome radiculaire – sciatique

Définition et physiologie

- Syndrome radiculaire : symptômes consécutifs aux compressions/lésions des racines rachidiennes dans leur trajet méningé et intrarachidien, jusqu'au trou de conjugaison.
- Sciatiques radiculaires : atteintes des racines L5 et S1.

Physiopathologie

Les racines médullaires sont au nombre de 31 paires, également désignées d'après les régions anatomiques auxquelles elles appartiennent.

Étiologie

- Hernie discale +++.
- Traumatismes rachidiens.
- Spondylodiscite.
- Lésion tumorale vertébrale, infiltration néoplasique des racines, tumeur intrarachidienne.

Diagnostic

Signes fonctionnels, examen clinique

Syndrome radiculaire

- Radiculalgie : douleur radiculaire +++, violente, lancinante, exacerbée à la toux et à la défécation et par l'étirement des racines (signe de Lasègue), augmentée par l'effort, suit le trajet radiculaire, paroxysmes nocturnes, siège uni ou bilatéral.
- Hypo ou anesthésie radiculaire (dermatome sensitif correspondant).
- Déficit moteur des muscles innervés par les racines atteintes (myotome).
- Abolition du réflexe ostéotendineux correspondant à la racine atteinte.

Syndrome rachidien

- Douleur rachidienne, signe de la sonnette (la pression dans la gouttière paravertébrale en regard de la hernie discale provoque l'irradiation douloureuse dans la jambe).

- Raideur (distance main-sol et test de Schober).
- Contracture paravertébrale (attitude algique).

Cas particulier de la sciatique L5-S1

- Radiculalgie L5 +++ : fesse, face postérieure de la cuisse, descendant dans le creux poplité, la face externe de la jambe, le dos du pied, gros orteil. Réflexe achilléen conservé, impossibilité de marcher sur le talon.
- Radiculalgie S1 +++ : face postérieure de la fesse, de la cuisse, de la jambe, le talon et la plante du pied, réflexe achilléen diminué ou aboli, impossibilité de marcher sur la pointe du pied.
- Raideur rachidienne.
- Signe de Lasègue : douleur de la partie postérieure du membre inférieur tendu vers le haut, par tension mécanique de la racine S1.

Examens complémentaires

- TDM rachidienne +++.
- Radiographie du rachis face et profil.
- IRM médullaire.
- Bilan sanguin préopératoire si besoin.

Évolution

Dans 80 à 90 % des cas, les symptômes se résorbent d'eux-mêmes en 3 à 6 mois avec du repos et quelques précautions (chez environ 25 % des personnes, ils durent plus de 6 semaines). Cependant, ils peuvent récidiver en l'absence de prévention.

Traitement

Mesures générales

Avec du repos, des activités réduites et diverses précautions, la névralgie sciatique se règle généralement d'elle-même. Lorsqu'elle est causée par une autre maladie, le rétablissement ou le contrôle par des médicaments entraînent généralement la disparition des symptômes. Chez les femmes enceintes, la sciatique tend à disparaître après la grossesse. Quelques jours de repos au lit sont parfois nécessaires, le temps que l'inflammation diminue.

Mesures de précaution

- Prendre du repos, mais ne pas rester inactif trop longtemps.
- Pour dormir, utiliser un matelas ferme et se coucher sur le côté ou sur le dos.
- La chaleur aide à relaxer les muscles endoloris.

Médicaments

- Anti-inflammatoires non stéroïdiens : ibuprofène *(Advil, Motrin)*, acide acétylsalicylique *(Aspirine)*, naproxène *(Anaprox, Naprosyn)*, et relaxants musculaires au besoin pour réduire la douleur.
- Lorsque les douleurs sont chroniques, on peut avoir recours aux injections péridurales de cortisone.

Physiothérapie

- Massages superficiels, lents et réguliers, qui permettent d'assouplir la région douloureuse.
- Différentes sources de chaleur : rayons infrarouges, enveloppements chauds, balnéothérapie chaude.
- Différentes techniques d'électrothérapie : ultrasons, stimulation électrique transcutanée ou TENS, ionisations, laser, etc.
- Traction lombaire (élongations de la colonne vertébrale) manuellement ou avec un appareil de traction.

Chirurgie

Si les douleurs persistent plus de 3 mois malgré les traitements prodigués, la chirurgie peut être envisagée. Si la sciatique est reliée à une hernie discale, il faut savoir que dans moins de 5 % des cas de hernie démarrer ici la fiche IDE, une chirurgie est nécessaire.

Conduite à tenir IDE

Prévention

- Faire régulièrement de l'exercice physique. Entretenir la souplesse et la force musculaire du dos et de l'abdomen. Les exercices doux, symétriques et faisant appel à des étirements sont à privilégier. La marche ou la natation sont excellentes pour renforcer la musculature du bas du dos.
- Faire quelques exercices d'échauffement avant de pratiquer une activité physique exigeante.
- Posture : dos bien droit, regard droit, épaules vers l'arrière.
- Si l'on doit rester longtemps en position debout, se servir d'un tabouret bas sur lequel on posera les pieds à tour de rôle, en alternant toutes les 5 à 10 minutes.

▶

Conduite à tenir IDE

- Si l'on doit rester assis durant de longues heures au bureau ou au volant d'un véhicule, s'accorder des périodes de repos pour se dégourdir et s'étirer. Pour se relever, prendre appui sur les accoudoirs ou sur les cuisses. Éviter les sièges mous, profonds et bas.
- Pour soulever un objet lourd, ne pas incliner le torse vers l'avant et éviter les mouvements de torsion. S'accroupir en fléchissant les genoux tout en maintenant le dos bien droit, et se relever en tenant l'objet près du corps.
- Pour attraper quelque chose qui est derrière soi, ne pas faire de mouvements de torsion du tronc. Pivoter sur les pieds pour se retourner.
- Privilégier les sacs à dos aux sacs à main, et utiliser les deux épaules pour porter le sac à dos.

Mouvements à éviter

- Rotation du tronc en charge.
- Flexion brusque.
- Rotation du tronc en charge et flexion brusque.
- Station debout prolongée.

Gestes de la vie quotidienne

- Pour dormir : matelas ferme, sur le dos avec coussin sous les genoux.
- Pour se lever : en chien de fusil, genoux fléchis et s'asseoir au bord du lit, dos bien droit.
- Pour se coucher : s'asseoir sur le lit dos bien droit, se mettre sur le côté lentement en contractant le ventre et en pliant les genoux, puis se mettre à plat dos, genoux fléchis, et allonger une jambe puis l'autre.
- Pour s'asseoir : dossier droit, assise horizontale.
- Pour la toilette : rester droit, écarter les pieds, stabiliser le tronc avant de le pencher d'un seul bloc, se soutenir à l'aide d'une main sur le lavabo.
- Pour s'habiller : pour passer un pantalon, appuyer son dos au mur ; pour lacer ses chaussures, s'accroupir ou mettre un pied après l'autre sur un siège.

25. Maladie de Parkinson

Définition

La maladie de Parkinson est une pathologie fréquente responsable d'un syndrome extrapyramidal, regroupant trois signes cliniques principaux :
- hypertonie extrapyramidale (rigidité plastique) ;
- tremblement de repos ;
- akinésie (lenteur des gestes).

Épidémiologie

- Première cause du syndrome extrapyramidal, 1 % des sujets de plus de 60 ans dans le monde.
- En France, environ 100 000 à 150 000 patients parkinsoniens.
- Âge moyen de début entre 58 et 62 ans, de rares cas débutant avant 40 ans (moins de 10 % des cas) ; 80 % des cas débutent entre 40 et 75 ans.
- La mortalité reste plus élevée que dans la population générale du fait de la perte d'autonomie.

Physiopathologie

C'est une maladie neurodégénérative avec mort précoce des neurones qui sécrètent la dopamine au niveau de la substance noire (locus niger) du tronc cérébral.
Ces neurones ont des projections sur le striatum et cette perte dopaminergique retentit sur cette structure ainsi qu'en aval sur le thalamus et le cortex cérébral. Les premiers signes apparaissent lorsque la perte dopaminergique est déjà avancée.

Étiologie

De cause inconnue, la plupart des cas sont sporadiques.
Il existe de rares cas de forme génétique, soit autosomique dominante, soit récessive.

Diagnostic

Signe fonctionnels et examen clinique

- Début insidieux et évolution progressive.
- Tremblement de repos, au début unilatéral, régulier, de 4 à 6/seconde, surtout au membre supérieur : geste d'émiettement caractéristique.

- Akinésie : rareté, lenteur et diminution d'amplitude des mouvements, écriture plus petite (micrographie), réduction de la mimique du visage (amimie), réduction du balancement des bras lors de la marche, difficultés à exécuter des mouvements alternatifs de façon rapide, parole monotone moins audible (hypophonie, dysarthrie).
- Hypertonie extrapyramidale : raideur plastique avec résistance constante pendant la mobilisation d'une articulation, cédant par à-coups (roue dentée). Elle est responsable de l'attitude générale en flexion, avec marche à petits pas, en bloc.
- Asymétrie.
- Autres signes : douleurs, syndrome dépressif, dysautonomie (hypotension artérielle orthostatique, hypersialorrhée, hypersudation, hyperséborrhée, gastroparésie, constipation), troubles du sommeil.

Examens complémentaires

Le diagnostic est clinique, les examens complémentaires ne sont pas nécessaires sauf pour écarter les autres causes de syndrome extrapyramidal si doute (scanner ou IRM cérébrale).

Évolution

- Phase de « lune de miel » sous traitement médical de quelques années (excellente réponse au traitement).
- Complications motrices liées au traitement : fluctuations motrices, alternance de périodes de *on* (bonne mobilité) et de *off* (mobilité réduite), mouvements involontaires (dyskinésies), au cours de la même journée.
- Signes tardifs : trouble de la marche, *freezing*, chutes, troubles de la parole, de la déglutition, détérioration intellectuelle, troubles psychiques, déformations articulaires, perte d'autonomie et grabatisation.

Autres syndromes parkinsoniens dégénératifs

Paralysie supranucléaire progressive (PSP)

La PSP représente environ 5 % des syndromes parkinsoniens. La moyenne de survie est de 6 ans.

Critères cliniques

- Atteinte marquée de la verticalité des mouvements oculaires et instabilité posturale avec chutes précoces, particulièrement évocatrices si celles-ci surviennent dès la première année d'évolution.
- Syndrome sous-cortico-frontal marqué.

- Syndrome parkinsonien à prédominance axiale (syndrome akinéto-hypertonique, mais rarement tremblement), dysarthrie, dystonie du cou, troubles de la déglutition avec fausses routes.

Examens complémentaires

- L'enregistrement des mouvements oculaires est utile pour objectiver un ralentissement infraclinique des saccades.
- Les tests neuropsychologiques permettent de révéler ou de confirmer l'existence d'un syndrome sous-cortico-frontal.
- L'imagerie cérébrale peut montrer une atrophie du mésencéphale.

Atrophies multisystématisées (AMS)

Les AMS sont les syndromes parkinsoniens les plus fréquents après la maladie de Parkinson idiopathique (MPI), avec une moyenne de survie de 9,3 ans. Le début se fait souvent dans la 6e décennie. La distinction entre AMS et MPI est souvent difficile en début d'évolution.

Critères cliniques

Combinaison de signes parkinsoniens, dysautonomiques (hypotension orthostatique et troubles génitosphinctériens), cérébelleux et pyramidaux. Association d'un syndrome parkinsonien peu ou non répondant à la L-dopa (après 3 ans d'évolution), avec une dysautonomie précoce et sévère, en l'absence de troubles cognitifs.

Examens complémentaires

Les explorations urodynamiques peuvent objectiver une hypoactivité du détrusor, contrairement à ce qui est observé dans la MPI.
L'imagerie cérébrale montre parfois des signes, mais ils sont inconstants et tardifs.

Dégénérescence corticobasale (DCB)

La DCB représente 1 % des syndromes parkinsoniens et apparaît en général au cours de la sixième décennie.

Critères cliniques

Syndrome parkinsonien marqué par sa rigidité, son asymétrie, sa non-réponse au traitement dopaminergique, une apraxie, des mouvements anormaux (dystonie, myoclonies), auxquels s'ajoute souvent une démence sous-corticale au cours de l'évolution.

Examens complémentaires

Ils sont peu contributifs au diagnostic.

Démence à corps de Lewy diffus

Les principaux critères cliniques retenus pour cette affection sont des troubles cognitifs fluctuants, des hallucinations et un syndrome parkinsonien.

Traitement

Mesures générales

- Kinésithérapie +++.
- Traitement antidépresseur.
- Orthophonie.
- Clozapine *(Leponex)* : lors des psychoses dopa-induites, risque de neutropénie (NFS régulière, carnet de suivi).

Médicaments (voir fiches 33 à 40)

- L-dopa *per os* : précurseur de la dopamine, car cette dernière ne traverse pas la barrière hémato-encéphalique *(Modopar, Sinemet)*. L-dopa associée à un inhibiteur de la COMT (dégradant la dopamine) : *Stalevo*.
- Agonistes dopaminergiques non ergotés (soit en monothérapie ou en association avec L-dopa) : piribédil *(Trivastal)*, ropinirole *(Requip)*, pramipexole *(Sifrol)*, apomorphine *(Apokinon)* (en sous-cutané, action en quelques minutes).
- Agonistes dopaminergiques ergotés (soit en monothérapie ou en association avec L-dopa) : bromocriptine *(Parlodel)*, pergolide *(Célance)*, lisuride *(Dopergine)*. Risque de fibrose pulmonaire, de valvulopathie cardiaque.
- Inhibiteur de la COMT : entacapone *(Comtan)*, tolcapone *(Tasmar)*, en association avec la L-dopa pour augmenter sa durée d'action.
- Anticholinergiques : trihexiphénydile *(Artane)*, tropatépine *(Lepticur)*, bipéridène *(Akineton)*, plutôt efficaces sur le tremblement mais confusion.
- Amantadine *(Mantadix)* : effet antidyskinétique, en association avec la L-dopa.

L'âge de début et le degré de la gêne fonctionnelle sont les deux facteurs qui guident les choix thérapeutiques :

- en l'absence de retentissement moteur, les traitements médicamenteux ne sont pas indispensables. Les raisons de l'abstention thérapeutique doivent être données au patient ;
- lorsque la gêne est minime : agonistes dopaminergiques, sélégiline, anticholinergiques peuvent être utilisés en fonction du symptôme prédominant et de l'âge (pas après 70 ans) ;

pathologies

- lorsqu'il existe un retentissement fonctionnel, l'âge du patient conditionne le traitement :
  - chez le sujet jeune, il convient de privilégier les agonistes dopaminergiques, le plus longtemps possible. Le recours à la dopathérapie se justifie en cas d'intolérance ou de réponse thérapeutique insuffisante. La dose de L-dopa devra rester la plus faible possible;
  - chez le sujet âgé, la L-dopa peut être utilisée en première intention. L'apparition d'un déclin cognitif doit conduire à utiliser les doses minimales efficaces.

Traitement des complications motrices

Fluctuations motrices

Elles sont annoncées par l'apparition d'une akinésie du réveil et d'une akinésie de fin de dose; elles deviennent ensuite plus soudaines, plus intenses et imprévisibles (phénomènes *on/off*).

Dyskinésies

Elles peuvent revêtir deux aspects : dyskinésies de milieu de dose, habituellement choréiques; dyskinésies de début et de fin de dose, comportant volontiers une composante dystonique douloureuse.
Supprimer les médicaments aggravant les périodes *off* (neuroleptiques, antibiotiques) ou les dyskinésies (automédication excessive en L-dopa, anticholinergiques et sélégiline).
Optimiser la dopathérapie pour tendre vers une stimulation dopaminergique régulière : le fractionnement de la dose quotidienne en augmentant la fréquence des prises, l'adaptation des horaires de prise, la prescription de formes galéniques différentes, soit solubles, soit à libération prolongée.
On peut aussi adjoindre à la L-dopa d'autres traitements :

- agonistes dopaminergiques : L'association de L-dopa à un agoniste administré à doses efficaces permet de raccourcir la durée des phases *off*;
- apomorphine sous-cutanée (stylo injecteur ou pompe), qui permet d'interrompre rapidement une période *off* chez les patients très fluctuants;
- entacapone *(Comtan)* ou tolcapone *(Tasmar)*, qui ont l'intérêt d'augmenter significativement la durée des épisodes *on* et peuvent souvent permettre de réduire les doses de L-dopa;
- amantadine, parfois efficace dans les dyskinésies de milieu de dose.

On peut enfin être amené à substituer un médicament agoniste dopaminergique à un autre en modifiant ou non la posologie de la L-dopa.

Instabilité posturale et enrayage cinétique *(freezing)*

Ils sont les causes les plus fréquentes de chutes. Dopa-résistants, ils surviennent plus volontiers chez des patients dont la maladie a eu une longue évolution.

Dysautonomie

- Hypotension orthostatique : souvent iatrogène. Traitement par : bas de contention, augmentation des apports sodés, adaptation du traitement et, en cas d'hypotension orthostatique symptomatique, dompéridone, fludrocortisone, sympathicomimétiques, midodrine, qui seule a fait l'objet d'essais validés.
- Troubles urinaires : pollakiurie nocturne et urgences mictionnelles, fréquentes et souvent invalidantes. Il faut essayer de faire la part éventuelle des affections associées (problèmes prostatiques et troubles de la statique périnéale).
- Troubles sexuels : impuissance chez l'homme.
- Troubles digestifs : constipation et dysphagie.
- Hypersalivation et hypersudation.

Hormis l'adaptation des doses des traitements antiparkinsoniens, ces différentes dysautonomies ne relèvent pas de traitements spécifiques à la MPI. On utilise des traitements symptomatiques.

Troubles thymiques et cognitifs

La dépression survient chez 50 % des parkinsoniens. Les troubles cognitifs s'observent dans 20 à 30 % des cas dans les formes évoluées. Ces troubles n'ont pas de traitement spécifique. Cependant, la psychose dopaminergique est à part : elle pourra, après réévaluation des traitements, justifier le recours à la clozapine, à l'exclusion d'autres neuroleptiques, en respectant de façon stricte les critères de surveillance, en particuliers hématologiques.

Troubles du sommeil

On peut observer une fragmentation du sommeil, une insomnie d'endormissement, un syndrome des jambes sans repos, des apnées du sommeil, des troubles du sommeil paradoxal, des hallucinations visuelles nocturnes, une somnolence diurne. Ces différents troubles peuvent bénéficier d'une adaptation des traitements antiparkinsoniens, mais aussi d'autres mesures non spécifiques.

Douleurs

Elles accompagnent tous les stades de la maladie. Elles sont souvent secondaires à des problèmes articulaires ou péri-articulaires ou liées à des fluctuations motrices (dystonies douloureuses) ou sensitives. Elles sont traitées par l'optimisation du traitement antiparkinsonien, par des antalgiques et anti-inflammatoires.

Traitement chirurgical

- Stimulation cérébrale profonde par des électrodes implantées au niveau des noyaux sous-thalamiques.
- Critères de sélection stricts (5–10 % des patients) : maladie de Parkinson invalidante malgré le traitement médicamenteux, très dopa-sensible, fonctions cognitives préservées.

Conduite à tenir IDE

Surveillance du traitement

- Importance des prises régulières aux heures prescrites.
- Surveillance du risque de chutes, des troubles de la déglutition.
- Surveillance des phénomènes *on/off* et de dyskinésies pour adapter la répartition médicamenteuse.
- Recherche d'hypotension orthostatique.
- Prévention anti-escarres chez le patient grabataire.
- Score UPDRS *(United Parkinson Disease Rate Score)* : surveillance de l'efficacité thérapeutique.

☛ *Échelle UPDRS III : score moteur (d'après Fahn et Elton, 1987)*

Il existe une échelle standardisée d'évaluation des patients parkinsoniens. La partie III permet l'évaluation de la motricité. Elle est réalisée lors des consultations et à différents moments de la journée lors des rééquilibrations du traitement.

Éducation du patient

Apprendre à reconnaître les effets *on/off*, dyskinésies, prévention des chutes et d'hypotension orthostatique (lever progressif, port de bas de contention), respect des horaires des prises ; apprendre à remplir les feuilles d'auto-surveillance journalière de l'état moteur.

Éducation de l'entourage

Possibilité d'épisodes confusionnels, respect des horaires des prises, prévention des chutes, information sur l'existence de l'association France Parkinson.

PARTIE 3

Examens complémentaires

26. Électroencéphalogramme (EEG)

Définition

Enregistrement de l'activité électrique du cerveau par des électrodes fixées sur le scalp et recueil du signal correspondant à une différence de potentiel entre 2 électrodes amplifiée et filtrée.

Indications

L'EEG est utilisé principalement pour :

- le diagnostic de l'état de mal partiel;
- le diagnostic de certains syndromes épileptiques correspondant à des anomalies spécifiques;
- la recherche d'anomalie focale et/ou paroxystique en intercritique qui peut orienter le diagnostic positif ou topographique;
- le diagnostic de mort cérébrale;
- les encéphalopathies.

Préparation du patient

- Retirer tout élément dans les cheveux.
- Signaler la prise de médicaments pouvant interférer avec le rythme cérébral (anxiolytiques, antiépileptiques).

Déroulement de l'examen

- Vingt-deux petites électrodes faites d'un disque de métal (1 cm de diamètre) sont placées sur le scalp à l'aide d'un produit conducteur et fixatif (pâte conductrice).
- Un appareil enregistre, sur plusieurs canaux à la fois, l'activité électrique provenant de différentes régions du cerveau. L'analyse porte notamment sur les comparaisons entre l'activité de gauche par rapport à celle de droite, sur la distribution spatiale et temporelle des ondes.

- On peut obtenir, dans certains cas, des activités spécifiques par l'exécution de certaines manœuvres comme faire ouvrir et fermer les yeux au patient, le soumettre à une stimulation lumineuse intermittente (stroboscope) ou en faisant faire une hyperventilation au patient (respirations profondes et rapides).

Contre-indications relatives

Dues à l'hyperpnée :

- hypertension intracrânienne ;
- pace maker.

27. Électromyogramme (EMG)

Définition

Exploration du fonctionnement des nerfs périphériques et des muscles permettant de détecter une atteinte musculaire ou nerveuse périphérique.

Indications

Devant des troubles sensitifs et/ou moteurs :

- atteinte des nerfs périphériques (compression de type syndrome de canal carpien, polyneuropathies, multinévrite, etc.);
- myopathies;
- myasthénie;
- SLA.

Préparation du patient

- Patient décontracté, réchauffé.
- Insertion de l'aiguille désagréable mais non douloureuse.
- Stimulation désagréable avec impression ressentie par le patient semblable à ce que l'on ressent lors d'un choc par électricité statique.

Déroulement de l'examen

- Durée : 15–30 minutes.
- Recueil de l'activité musculaire spontanée : une électrode-aiguille insérée par le médecin dans un muscle permet d'enregistrer l'activité électrique musculaire au repos, lors d'une contraction volontaire et à l'effort sous stimulation électrique.
- Stimulodétection par des électrodes posées à même la peau sur les trajets nerveux, en augmentant l'intensité jusqu'à obtention d'une contraction musculaire (non douloureux).
- L'étude des conductions nerveuses sensitives et motrices permet de diagnostiquer des pathologies neuromusculaires, tels le syndrome du canal carpien, les polynévrites… On peut aussi, à l'aide de tests dérivés, évaluer sommairement la

fonction des centres réflexes au niveau de la moelle épinière. Ces études sont faites en appliquant un bref courant électrique de faible amplitude sur la peau au-dessus d'un nerf. On enregistre la réponse obtenue un peu plus loin sur le trajet du nerf ou sur le muscle innervé par celui-ci.

Contre-indications

Antiagrégants, anticoagulants (contre-indication relative).

28. Polysomnographie

Définition

La polysomnographie est un examen qui combine l'enregistrement du sommeil d'une personne avec l'enregistrement de plusieurs variables physiologiques comme la respiration, les activités musculaires au niveau des jambes, l'activité cardiaque, l'activité électrique cérébrale.

Indications

Les enregistrements polysomnographiques sont utilisés pour étudier différents problèmes ou maladies survenant en relation avec le sommeil ou durant le sommeil. Ces problèmes peuvent être liés à la respiration : problème de ronflements, de pauses respiratoires (apnées) entraînant des diminutions du taux d'oxygène dans le sang (syndrome d'apnée du sommeil). Les enregistrements polysomnographiques permettent également d'étudier plusieurs autres phénomènes tels les crises d'épilepsie nocturne, les mouvements périodiques des jambes au cours du sommeil, les crises d'angine ou d'asthme nocturnes, etc.

Déroulement de l'examen

- Pour identifier les différents stades du sommeil, des électrodes sont placées au niveau du cuir chevelu (activité cérébrale), autour des yeux (mouvements des yeux) et au niveau du menton (activité musculaire). Ces enregistrements sont utiles pour l'étude des différents troubles du sommeil tels l'insomnie, l'hypersomnie, la narcolepsie, le somnambulisme, l'énurésie.
- Selon les paramètres physiologiques enregistrés, des électrodes et d'autres types de capteurs sont employés et positionnés stratégiquement. Les ondes sont analysées sur écran ou sur papier. Un enregistrement audiovisuel est aussi souvent effectué. Ces analyses permettent de mesurer et de quantifier divers événements nocturnes tout en les corrélant aux stades de sommeil.
- Durée : pendant une sieste ou une nuit d'enregistrement selon les cas.

Tableau 5. Enregistrement des différents stades du sommeil.

	Éveil	Sommeil à ondes lentes	Sommeil paradoxal
EEG	Faible amplitude Rythme rapide	Forte amplitude Rythme lent	Faible amplitude Rythme rapide
Mouvement	Continu, volontaire	Occasionnel, involontaire	Atonie musculaire
Mouvements oculaires rapides	Fréquents	Rares	Fréquents

Contre-indications

Aucune.

29. Potentiels évoqués

Définition

Ce sont des examens qui étudient le fonctionnement physiologique des différentes voies sensorielles et motrices au niveau du système nerveux central, en réponse à un stimulus :

- les potentiels évoqués somesthésiques (PES) étudient les voies sensitives ;
- les potentiels évoqués auditifs (PEA) étudient les voies auditives ;
- les potentiels évoqués visuels (PEV) étudient les voies visuelles ;
- les potentiels évoqués moteurs (PEM) étudient les voies motrices.

Indications

- Les PEV sont utilisés en cas d'atrophie et névrites optiques, tumeurs sur le trajet des voies visuelles, sclérose en plaques, etc., pour évaluer l'intégrité des voies visuelles à partir de l'œil jusqu'aux aires correspondantes du cerveau.
- Les PEA permettent d'évaluer la fonction des structures ou voies auditives profondes (dans le tronc cérébral), difficilement enregistrables autrement : ils sont utilisés en cas de SEP, SLA, pour l'exploration du tronc cérébral chez les patients comateux.
- Les PES peuvent aider au diagnostic d'une lésion des voies sensitives en périphérie (nerfs) ou au niveau central (moelle épinière et cerveau) : polynévrites, radiculonévrites (syndrome de Guillain-Barré), SEP, canal lombaire/cervical étroit, neuropathie iatrogène (chimiothérapie, VIH).
- Les PEM étudient les voies nerveuses motrices entre les régions corticales cérébrales et les membres supérieurs ou inférieurs.

Déroulement de l'examen

L'examen est réalisé par un médecin neurologue assisté d'un aide technique.

La coopération du patient est nécessaire. L'examen peut être long (2 h).

- PEV : ils sont obtenus à la suite d'une stimulation visuelle (habituellement l'image d'un damier noir et blanc qui s'inverse périodiquement) et sont enregistrés à l'aide d'électrodes posées sur le scalp au niveau de la région occipitale (à l'arrière de la tête).
- PEA : évaluation électrophysiologique des structures nerveuses impliquées dans la transmission du signal auditif à partir de la cochlée dans l'oreille interne et tout au long des voies auditives cheminant dans le tronc cérébral. Les PEA sont provoqués à l'aide d'écouteurs émettant un son bref (un clic, par exemple), qui stimule la cochlée de l'oreille interne. Le signal est capté par des électrodes placées sur le cuir chevelu au sommet du crâne et sur les lobes des oreilles.
- PES : ils sont provoqués à l'aide d'un courant électrique de faible intensité appliqué pendant 2 à 3 minutes en regard d'un tronc nerveux. On recueille la réponse à l'aide d'électrodes collées au niveau de la colonne vertébrale, sur le cuir chevelu ou à l'aide de petites aiguilles placées en souscutané.
- PEM : un courant électrique de faible intensité est appliqué au niveau du rachis, et un courant magnétique au niveau du crâne. Cette stimulation induit une contraction musculaire avec des mouvements au niveau des membres supérieurs et inférieurs. On recueille la réponse au niveau d'un muscle à l'aide d'électrodes collées. Il est important que le médecin pratiquant l'examen soit informé de la présence d'un pacemaker ou matériel métallique au niveau du crâne du patient.
- Les potentiels évoqués auditifs et visuels sont indolores. Lors des potentiels évoqués moteurs et somesthésiques, il existe un léger désagrément lié à l'usage du courant électrique de faible intensité.

Contre-indications

Aucune.

30. Imagerie par résonance magnétique (IRM)

Définition

Appareil d'imagerie du corps humain, utilisant un aimant, des ondes de radiofréquence, pour faire vibrer les noyaux d'hydrogène composant les tissus du corps et fabriquer ainsi des images.

Préparation du patient

- Enlever boutons, agrafes, barrettes de cheveux, fermeture Éclair métallique, portable, bijoux, montre, clés, cartes à bande magnétique.
- Examen non douloureux.

Déroulement de l'examen

- Patient allongé sur un lit qui se déplace dans une sorte de tunnel (attention claustrophobe +++, prémédication si nécessaire), le plus souvent sur le dos et seul dans la salle d'examen. Communication possible avec un micro.
- Les manipulateurs sont derrière une vitre, pouvant intervenir à tout instant. Sonnette d'alarme dans la main du patient.
- Durée de 15–30 minutes. Nécessité d'une bonne coopération (immobile +++).
- Lors de la prise d'images, bruit répétitif comme un moteur du bateau (fort et désagréable, bouchons d'oreilles fournis).
- IRM injectée : le produit de contraste utilisé est à base de gadolinium, généralement bien toléré.

Effets secondaires et complications

- L'injection du produit de contraste est un geste courant habituellement bien toléré, cependant peuvent survenir :
  - hématome au point de ponction ;
  - extravasation sous-cutanée du produit iodé, sans gravité, traitement local ;

– réaction allergique : surtout si antécédents d'allergie/ asthme, rougeur, urticaire, et exceptionnel choc anaphylactique.

- Risque de décès si port d'un pace maker (arrêt de la pile), valve cardiaque, tout élément ferreux près des yeux ou de la tête (risque de cécité).

Contre-indications

- Pace maker ++.
- Valve cardiaque (certains types anciens).
- Corps étranger en fer dans le corps (éclat de balles de fusil, d'obus, etc.).
- Certains types de prothèses métalliques (anciens).
- Clip hémostatique intracérébral ou intracarotidien.

Situations à risque

- Grossesse (indication à justifier).
- Nécessité d'une immobilité absolue pendant l'examen.
- Claustrophobie.
- Allergie au gadolinium.
- Valve intracérébrale réglable.
- Obésité (> 130 kg).

31. Scanner

Définition

Appareil d'imagerie en coupe du corps humain, utilisant des rayons X à des doses faibles.

Déroulement de l'examen

- Patient allongé sur un lit qui se déplace dans un large anneau, le plus souvent sur le dos et seul dans la salle d'examen. Communication possible avec un micro. Les manipulateurs sont derrière une vitre, pouvant intervenir à tout instant. La durée moyenne de l'examen est de 15 minutes.
- Nécessité dans certains cas d'une injection intraveineuse d'un produit de contraste à base d'iode, opaque aux rayons X (scanner injecté), s'accompagnant rarement d'une sensation de chaleur au moment de l'injection ou d'un goût bizarre dans la bouche.

Effets secondaires/complications

- L'injection d'iode est un geste courant habituellement bien toléré.
- Hématome au point de ponction.
- Extravasation sous-cutanée du produit iodé, sans gravité, traitement local.
- Réaction allergique : surtout si antécédents d'allergies/asthme, rougeur, urticaire, et rarement choc anaphylactique (<1/100000 cas). Prémédication si antécédents d'allergie +++.
- Toxicité rénale : surtout chez les diabétiques avec insuffisance rénale, insuffisants rénaux. Importance de l'hydratation avant et après examen +++ pour éliminer l'iode. Créatininémie avant et après examen.
- Acidose métabolique : diabétiques prenant des biguanides (arrêt 48 heures avant et à reprendre 24 h après) : *Glucinan, Glucophage, Stagid.*

Contre-indications

- Grossesse (1er trimestre).
- Insuffisance rénale (TDM injectée).
- Biguanides (TDM injectée).
- Allergie à l'iode (TDM injectée).

32. Ponction lombaire

Définition

Acte médical assisté par l'infirmière pour prélèvement du liquide céphalorachidien dans l'espace sous-arachnoïdien.

Matériel

- Acte aseptique.
- Chariot de soins, boîte à aiguilles, poubelle.
- Gants stériles pour le médecin et non stériles pour l'IDE.
- Champ stérile, compresses stériles, *Bétadine*, alcool, pansement.
- Aiguille à ponction lombaire (jaune ou noire selon le diamètre, jaune et orange avec trocart pour la prévention du syndrome post-PL).
- Tubes secs stériles (au minimum 3, nombre en fonction des analyses prévues).

Installation du patient

- Explication du geste, le rassurer.
- Prémédication par crème anesthésique *Emla* au point de ponction 1 h avant.
- Patient en position assise ou couchée :
  - position assise : au bord du lit, enrouler le dos (« dos rond ») autour d'un oreiller, tête en flexion ; souvent une personne maintient le patient et surveille la survenue d'un malaise ;
  - position couchée : patient en décubitus latéral en position « fœtale », avec les jambes repliées et genoux contre le thorax.

Réalisation

- Repérage du point de ponction par le médecin, au niveau intervertébral L4-L5 en regard des crêtes iliaques.
- Première désinfection, gants stériles au médecin, installation du champ stérile, deuxième désinfection.

- Introduction de l'aiguille au point de ponction sus-cité, écoulement du LCR en retirant le mandrin interne (goutte à goutte).
- Recueil du LCR par l'IDE dans les tubes secs, avec port de gants non stériles.
- Aiguille retirée, nettoyage de la peau avec de l'alcool, pansement sec.
- Tubes étiquetés, envoyés aux laboratoires pour analyses (au minimum : biochimie, bactériologie, anatomopathologie).

Complications

- PL traumatique : lorsqu'un vaisseau est piqué, le LCR s'éclaircit au fur et à mesure de l'écoulement.
- Irritation d'une racine nerveuse : douleur dans le membre inférieur pendant le geste.
- Syndrome post-ponction lombaire : céphalée ± nausée, vomissement en position assise et debout, disparaissant en position allongée, en général transitoire de quelques jours. Seule prévention reconnue : taille de l'aiguille, utilisation de l'aiguille avec trocart. Si le syndrome post-PL persiste, traitement par un *blood-patch* réalisé par les anesthésistes.
- Complications rares, graves : sepsis, engagement, hématome compressif (paraplégie).

Contre-indications

- Effet de masse avec risque d'engagement cérébral.
- Trouble de l'hémostase, traitement anticoagulant, thrombopénie (bilan d'hémostase, NFS-plaquettes).
- Problème infectieux local au point de ponction.

LCR normal

- Liquide clair, aspect « eau de roche ».
- Cytologie : < 5 éléments/mm^3, absence d'hématies.
- Biochimie : protéinorachie < 0,50 g/L, glycorachie ≥ moitié de la glycémie.
- Bactériologie : absence de germes.

PARTIE 4

Médicaments

Les anticoagulants : anti-agrégants plaquettaires, héparine, anti-vitamines K (AVK) indiqués dans le traitement des AVC sont abordés dans le volume de cardiologie.

33. Lévodopa avec inhibiteur de la dopa-décarboxylase

Lévodopa + bensérazide et lévodopa + carbidopa

Principales molécules

Lévodopa + bensérazide

- *Modopar* dispersible 125 mg : comprimés à 100 mg de L-dopa + 25 mg de bensérazide.
- *Modopar* 62,5 mg : gélules à 50 mpg de L-dopa + 12,5 mg de bensérazide.
- *Modopar* 125 mg : gélules à 100 mg de L-dopa + 25 mg de bensérazide.
- *Modopar* 250 mg : gélules à 200 mg de L-dopa + 50 mg de bensérazide.
- *Modopar* 125 mg LP : gélules à 100 mg de L-dopa + 25 mg de bensérazide.

Lévodopa + carbidopa

- *Sinemet* 100 mg : comprimés à 100 mg de L-dopa + 10 mg de carbidopa.
- *Sinemet* 100 mg LP : comprimés à 100 mg de L-dopa + 25 mg de carbidopa.
- *Sinemet* 200 mg LP : comprimés à 200 mg de L-dopa + 50 mg de carbidopa.
- *Sinemet* 250 mg : comprimés à 250 mg de L-dopa + 25 mg de carbidopa.

Mécanismes d'action

- Apport indirect en dopamine : lévodopa transformée en dopamine au niveau du neurone par la dopa-décarboxylase.

- Le bensérazide et la carbidopa sont des inhibiteurs de la dopa-décarboxylase périphérique limitant ainsi les effets secondaires au niveau périphérique et permettent le passage d'une plus grande quantité de dopamine dans le compartiment cérébral.

Indications

- Maladie de Parkinson et syndromes parkinsoniens d'origine neurodégénérative.

Posologie et surveillance

- Augmentation très progressive des doses, par paliers, jusqu'à la dose efficace en fonction de la tolérance.
- Prises fractionnées en 3 à 8/jour, régulières, à heure fixe, en dehors des repas.
- Sans dépasser 2 g/jour de lévodopa

Contre-indications

- Infarctus du myocarde récent, affections cardiovasculaires décompensées.
- Psychoses graves.
- Démences et confusion mentale.
- Ulcère gastroduodénal en poussée.
- Mélanome malin.
- Grossesse (au 1er trimestre).

Interactions médicamenteuses

- IMAO non sélectifs.
- Neuroleptiques.
- Réserpine.
- Vitamine B6.
- Déconseillées : anesthésiques généraux (arrêter le médicament 6–12 h avant et le reprendre 24 h après), antidépresseurs imipraminiques, antihypertenseurs, papavérine.

Effets secondaires

- Surtout pendant la période d'ajustement posologique : nausées, vomissements, anorexie, sécheresse de bouche, constipation ou diarrhées.

- Troubles du rythme cardiaque, hypotension artérielle orthostatique.
- Troubles psychiques dès le début de traitement, notamment chez les sujets présentant des antécédents de tels troubles : manifestations paranoïdes, confusion, hallucinations, délire, anxiété, troubles du sommeil (insomnies, somnolence et cauchemars).
- Dyskinésies (ou mouvements anormaux), essentiellement de type choréoathétosique. Les dyskinésies et les dystonies survenant au long cours témoignent d'une variation de la sensibilité des récepteurs dopaminergiques. La résurgence des symptômes, dont l'akinésie de fin de dose, traduit la progression de la maladie. Il est possible limiter considérablement les troubles survenant en début de traitement en commençant progressivement.
- Une somnolence a été rapportée lors du traitement par lévodopa. Dans de très rares cas, une somnolence diurne excessive et des accès de sommeil d'apparition soudaine ont été rapportés.
- Mouvements involontaires, fluctuations d'effets, dystonie, délire, anorexie, coloration noire de la sueur, de la salive et de l'urine.

Lévodopa + carbidopa + entacapone

Présentation

- *Stalevo* : comprimés à 50/12,5/200 mg de lévodopa/carbidopa/entacapone.
- *Stalevo* : comprimés à 100/25/200 mg de lévodopa/carbidopa/entacapone.
- *Stalevo* : comprimés à 150/37,5/200 mg de lévodopa/carbidopa/entacapone.

Mécanismes d'action

L'entacapone est un inhibiteur de la COMT (catéchol-O-méthyltransférase), qui augmente la biodisponibilité de la lévodopa au niveau cérébral.

Indications

Maladie de Parkinson et fluctuations motrices de fin de dose qui ne peuvent être stabilisées avec l'association lévodopa/inhibiteur de la dopadécarboxylase (DDC).

Posologie et surveillance

- Doses équivalentes de lévodopa + carbidopa + entacapone.
- Ajustement progressif, par paliers sans dépasser 800 mg/jour d'entacapone, en fonction de la tolérance.

Contre-indications

- Infarctus du myocarde récent, affections cardiovasculaires décompensées.
- Psychoses graves.
- Démences et confusion mentale.
- Ulcère gastroduodénal en poussée.
- Mélanome malin.
- Grossesse (au 1er trimestre).
- Hypersensibilité à la substance active ou à l'un des excipients.
- Insuffisance hépatique.
- Phéochromocytome.
- Antécédents de syndrome malin des neuroleptiques (SMN) et/ou de rhabdomyolyse non traumatique.
- Grossesse, allaitement : déconseillés.
- Intolérance au fructose, syndrome de malabsorption du glucose et du galactose ou déficit en sucrase-isomaltase (médicament contenant du saccharose).

Effets secondaires

- Effets secondaires de la lévodopa + carbidopa, lévodopa + bensérazide et de l'entacapone.
- Des patients atteints d'une maladie de Parkinson et traités par des agonistes de la dopamine et d'autres dopaminergiques tels que *Stalevo*, particulièrement à dose élevée, ont présenté des signes de comportement de jeu pathologique, d'augmentation de la libido et d'hypersexualité, qui ont le plus souvent disparu après une réduction de la dose ou l'arrêt du traitement.

34. Agonistes dopaminergiques non ergotés

Présentation

- Ropinirol (*Requip*) : comprimés à 0,25, 0,5, 1,2 et 5 mg.
- Pramipexole (*Sifrol*) : comprimés à 0,7 mg et 0,18 mg.
- Piribédil (*Trivastal*) : comprimés de 20 mg.

Mécanismes d'action

- Action antiparkinsonienne par stimulation des récepteurs D2 dopaminergiques et antagonisme des récepteurs D1.

Indications

- Maladie de Parkinson.

Posologie et surveillance

Posologie à augmenter progressivement par paliers, en fonction de la tolérance, sans dépasser 25 mg/jour pour *Requip*, 3,3 mg/j pour *Sifrol* et 250 mg/j pour *Trivastal*.

Contre-indications

- Insuffisance coronarienne.
- Infarctus du myocarde (piribédil).
- Insuffisance hépatique, rénale sévère (ropinirole)

Interactions médicamenteuses

- Neuroleptiques antiémétiques (voir rubrique interactions : alizapride, métoclopramide et métopimazine).
- Phénylpropanolamine : en raison de la présence de lactose, ce médicament est contre-indiqué en cas de galactosémie congénitale, de syndrome de malabsorption du glucose et du galactose ou de déficit en lactase.
- Associations déconseillées : neuroleptiques antipsychotiques (sauf clozapine), alcaloïdes de l'ergot de seigle vasoconstricteurs (ergotamine, dihydroergotamine, méthylergométrine), macrolides (sauf spiramycine), sympathomimétiques indirects (sauf

phénylpropanolamine), sympathomimétique alpha (voie orale et/ou nasale).

Effets secondaires

- Troubles psychiatriques : confusion, agitation psychomotrice, hallucinations.
- Troubles du système nerveux central : céphalées, sensation vertigineuse, dyskinésies, somnolence diurne excessive, accès de sommeil d'apparition soudaine.
- Troubles vasculaires : hypotension, hypotension orthostatique.
- Troubles gastro-intestinaux : nausée, constipation, vomissements, douleur abdominale.
- Syndrome ressemblant au syndrome malin des neuroleptiques en cas d'arrêt brutal du traitement.

35. Agonistes dopaminergiques dérivés de l'ergot de seigle

Principales molécules

- Bromocriptine :
  - *Parlodel* : comprimés à 2,5 mg.
  - *Bromo-kin* : comprimés à 2,5 mg, 5 mg et 10 mg.
- Pergolide : *Célance*, comprimés à 0,05 mg, 0,25 mg et 1 mg.
- Lisuride :
  - *Dopergine* : comprimés à 0,2 et 0,5 mg.
  - *Arolac* : comprimés à 0,2 mg.

Lisuride et pergolide

Mécanismes d'action

Agoniste dopaminergique, dérivé de l'ergot de seigle, ayant une action antiparkinsonienne (action sur les récepteurs dopaminergiques D2).

Indications

- Maladie de Parkinson.

Posologie

- Posologie à augmenter progressivement par paliers, en fonction de la tolérance, sans dépasser 3 mg/jour pour *Célance*, 1,5 mg/j pour lisuride et 60 mg/j pour bromocriptine.

Contre-indications

- Hypersensibilité au autres alcaloïdes de l'ergot de seigle.
- Troubles circulatoires artériels sévères, au niveau périphérique et cardiaque (insuffisance coronarienne).

- Antécédents de troubles psychiques (détérioration intellectuelle, accès confusionnels, hallucinations visuelles) ou psychiatriques.
- En raison de la présence de lactose, ce médicament est contre-indiqué en cas de galactosémie congénitale, de syndrome de malabsorption du glucose et du galactose ou de déficit en lactase.
- L'allaitement est déconseillé.
- Antécédents de fibroses.
- Valvulopathie cardiaque.

Interactions médicamenteuses

- Association aux neuroleptiques antiémétiques, à la phénylpropanolamine.
- La prise concomitante d'alcaloïdes de l'ergot de seigle vasoconstricteurs, de neuroleptiques antipsychotiques (sauf clozapine), de macrolides (sauf spiramycine), de sympathomimétiques alpha (voie orale et/ou nasale), de sympathomimétiques indirects (sauf phénylpropanolamine) est déconseillée.

Effets secondaires

- Troubles digestifs : nausées, vomissements, constipation, bouche sèche, anorexie, dysphagie.
- Troubles neurologiques : dyskinésies, chorée, dystonie, sensation vertigineuse, somnolence diurne extrême et accès de sommeil.
- Effets cardiovasculaires : hypotension orthostatique, palpitations, tachycardies, syncopes, vasodilatation.
- Manifestations vasculaires périphériques : œdèmes périphériques, érythromélalgie, syndrome de Raynaud.
- Effets psychiatriques : hallucinations, confusions, excitation psychomotrice, anxiété, insomnie.
- Effets hématologiques : leucopénies réversibles à l'arrêt du traitement.
- Fibroses et valvulopathies cardiaques.
- Élévations des transaminases.
- Syndrome malin des neuroleptiques.
- Jeu pathologique (compulsion au jeu), hypersexualité, augmentation de la libido.

Surveillance

- Échographie cardiaque à la recherche d'une valvulopathie :
  - avant le traitement : si atteinte valvulaire, médicament contre-indiqué ;
  - dans les 3 à 6 mois suivant l'initiation du traitement ;
  - puis au moins tous les 6 à 12 mois.
- Le traitement par pergolide devra être arrêté si l'examen échocardiographique révèle la présence d'un épaississement de la paroi valvulaire, une sténose ou une atteinte valvulaire mixte avec insuffisance et sténose.

36. Apomorphine

Présentation

Apomorphine chlorhydrate *(Apokinon)* :

- stylos injecteurs à 3 mL;
- ampoules à 1 % (10 mg/mL).

Mécanismes d'action

- Agoniste dopaminergique le plus puissant mais de durée d'action brève (45–90 min), stimulant les récepteurs D1 et D2.
- Délai d'action court : 2–10 min.
- Demi-vie de 34 min.

Indications

Traitement d'appoint des fluctuations sévères d'activité de la dopathérapie au cours de la maladie de Parkinson (phénomène *on-off*).

Posologie et surveillance

- Par voie sous-cutanée : en administration discontinue, ou en continu par pompe en cas de fluctuations graves.
- Débuter par une injection sous-cutanée de 1 mg (ou 20 µg/kg); augmenter par paliers de 1 mg en cas d'inefficacité jusqu'à l'obtention d'un effet de déblocage.
- La posologie est variable d'un patient à l'autre. Pour un même patient, la posologie efficace reste en général identique d'une injection à l'autre.
- Les troubles digestifs et l'hypotension orthostatique seront prévenus par l'administration de dompéridone par voie orale : débuter le dompéridone 4 jours avant le début de traitement par apomorphine, à la dose de 20 mg 3 fois par jour; arrêter progressivement le dompéridone à partir de la troisième semaine, à raison d'une réduction de 10 mg tous les 3 jours sauf en cas d'apparition d'effets indésirables.

Contre-indications

- Hypersensibilité à l'apomorphine.
- Insuffisance hépatique.
- Déficience intellectuelle.
- Confusion mentale.
- Manifestations psychotiques.

Interactions médicamenteuses

Association aux neuroleptiques antiémétiques.

Effets secondaires

- Somnolence.
- Nausées, vomissements.
- Hypotension orthostatique.
- Fatigue, pâleur, salivation, transpiration.
- Troubles psychiques : leur survenue doit faire réduire la posologie, voire interrompre le traitement.
- Prurit aux points d'injection.
- En raison de la présence de sulfite, risque de réactions allergiques, y compris réactions anaphylactiques et bronchospasmes.

37. Inhibiteurs de la catéchol-O-méthyltransférase (ICOMT)

Entacapone

Présentation

Comtan : comprimés à 200 mg.

Mécanismes d'action

Inhibiteur de la COMT, diminuant la transformation de la L-dopa en 3-O-méthyldopa en périphérie. Il augmente la biodisponibilité de la L-dopa au niveau cérébral.

Indications

Adjuvant aux traitements standard par lévodopa/bensérazide ou lévodopa/carbidopa chez des patients atteints de la maladie de Parkinson et de fluctuations motrices de fin de dose, qui ne peuvent être stabilisées avec ces associations.

Posologie et surveillance

- Prendre un comprimé de 200 mg avec chaque dose de lévodopa/inhibiteur de la dopadécarboxylase.
- La dose maximale recommandée est de 200 mg 10 fois par jour, soit 2000 mg d'entacapone.

Contre-indications

- Hypersensibilité à la substance active ou à l'un des excipients.
- Insuffisance hépatique.
- Phéochromocytome.
- Antécédents de syndrome malin des neuroleptiques (SMN) et/ou de rhabdomyolyse non traumatique.

- Grossesse, allaitement : déconseillés.
- Intolérance au fructose, syndrome de malabsorption du glucose et du galactose ou déficit en sucrase-somaltase (médicament contenant du saccharose).

Interactions médicamenteuses

- Inhibiteurs non sélectifs de la monoamine oxydase (IMAO-A et IMAO-B).
- Prudence avec dobutamine, apomorphine, alphaméthyldopa, rimitérole, isoprénaline, épinéphrine, (nor)adrénaline, dopamine (médicaments métabolisés par la COMT).

Effets secondaires

- Dyskinésies, vertiges, dystonie, hyperkinésie, somnolence diurne excessive et accès de sommeil d'apparition soudaine ont été rapportés sous entacapone en association à la lévodopa.
- Nausées, diarrhée, douleurs abdominales, sécheresse de la bouche, constipation, vomissements, anorexie.
- Coloration des urines.
- Rash érythémateux ou maculopapuleux, urticaire, décoloration de la peau, barbe et ongles.
- Fatigue, hypersudation, chute, perte de poids.
- Affections hépatobiliaires rares.
- Insomnies, hallucinations, confusion, rêves anormaux, agitation.
- Syndrome malin des neuroleptiques.

Tolcapone

Présentation

Tasmar : comprimés à 100 mg.

Mécanismes d'action

Inhibiteur, sélectif et réversible, de la catéchol-O-méthyltransférase (COMT). Administré en même temps que la lévodopa et qu'un inhibiteur de la décarboxylase d'un acide aminé aromatique (AADC-I), il stabilise les concentrations plasmatiques de lévodopa en réduisant sa transformation métabolique en 3-méthoxy-4-hydroxy-L-phénylalanine (3-OMD).

Indications

Adjuvant aux traitements standard par lévodopa/bensérazide ou lévodopa/carbidopa chez des patients atteints de la maladie de Parkinson et de fluctuations motrices de fin de dose, qui ne peuvent être stabilisées avec ces associations et l'entacapone.

Posologie et surveillance

- 100 mg 3 fois par jour, toujours en association à la lévodopa/bensérazide ou à la lévodopa/carbidopa.
- Dose thérapeutique maximale : 200 mg 3 fois par jour.
- ASAT/ALAT à surveiller.

Surveillance biologique

- Dosage ASAT/ALAT avant le traitement, puis toutes les 2 semaines la 1re année, puis tous les mois pendant 6 mois puis tous les 2 mois (carnet de surveillance des taux des transaminases +++ remis au patient).
- Arrêt du traitement si ALAT et/ou ASAT supérieures à la normale ou signes d'insuffisance hépatique.

Contre-indications

- Signes d'atteinte hépatique ou élévation des enzymes hépatiques.
- Dyskinésies sévères.
- Hypersensibilité au tolcapone ou à l'un des constituants du produit.
- Phéochromocytome.
- Antécédents de symptômes de syndrome malin des neuroleptiques (SMN) et/ou de rhabdomyolyse non traumatique ou d'hyperthermie.

Interactions médicamenteuses

- Inhibiteurs non sélectifs de la monoamine oxydase (MAO-A et MAO-B).

- Association d'IMAO-A sélectif et d'IMAO-B.
- Prudence avec dobutamine, apomorphine, alphaméthyldopa, rimitérole, isoprénaline, épinéphrine, (nor)adrénaline, dopamine (médicaments métabolisés par la COMT).

Effets secondaires

- Élévation des transaminases, insuffisance hépatique +++.
- Dyskinésies, vertiges, dystonie, hyperkinésie, somnolence diurne excessive et accès de sommeil d'apparition soudaine ont été rapportés sous tolcapone en association à la lévodopa.
- Nausées, diarrhée, douleurs abdominales, sécheresse de la bouche, constipation, vomissements, anorexie.
- Coloration des urines.
- Rash érythémateux ou maculopapuleux, urticaire, décoloration de la peau, barbe et ongles.
- Fatigue, hypersudation, chute, perte de poids.
- Insomnies, hallucinations, confusion, rêves anormaux, agitation.
- Syndrome malin des neuroleptiques.

38. Anticholinergiques

Principales molécules

- Trihexyphénidyle :
  - *Artane* : solution injectable IM (ampoules de 10 mg/5 mL), comprimés à 2 et 5 mg, solution buvable à 0,4 % (1 goutte = 0,1 mg);
  - *Parkinane LP* : gélules à 2 et 5 mg.
- Tropatépine :
  - *Lepticur* : solution injectable IM (ampoules à 10 mg), comprimés à 10 mg;
  - *Lepticur Park* : comprimés à 5 mg.
- Bipéridène : *Akineton LP* (comprimés à 4 mg).

Mécanismes d'action

Anticholinergique par antagonisme des effets muscariniques centraux et périphériques.

Indications

- Maladie de Parkinson.
- Syndromes parkinsoniens induits par les neuroleptiques.

Posologie et surveillance

- Voie orale, doses progressivement croissantes, pas d'arrêt brutal.
- Maladie de Parkinson : *Artane,* 4 à 10 mg par jour en 2 ou 3 prises;
- Syndromes extrapyramidaux des neuroleptiques : *Artane,* 4 à 15 mg par jour en 2 ou 3 prises chez l'adulte); pour le sujet âgé, il est recommandé de ne pas dépasser 10 mg par jour en 2 prises; chez l'enfant : 2 à 6 mg par jour selon l'âge en 2 ou 3 prises.
- Syndromes parkinsoniens induits par les neuroleptiques : *Lepticur,* 2 ou 3 comprimés par jour en moyenne.
- *Akineton* : réservé à l'adulte (1 ou 2 comprimés par jour en prise matinale unique).

Contre-indications

- Allergie connue à l'un des composants de ce médicament.
- Risque de glaucome par fermeture de l'angle.
- Risque de rétention urinaire liée à des troubles urétroprostatiques.
- Cardiopathie décompensée.
- Hypersensibilité ou intolérance au gluten en raison de la présence d'amidon de blé (gluten).
- Iléus paralytique.
- Allaitement : déconseillé, en raison de l'effet atropinique.

Interactions médicamenteuses

Associations déconseillées : atropine, antidépresseurs imipraminiques, antihistaminiques H1, certains antispasmodiques, neuroleptiques phénotiaziniques, autres antiparkinsoniens anticholinergiques.

Effets secondaires

- Effets indésirables atropiniques : sécheresse de la bouche, troubles de l'accommodation, mydriase, hypertonie oculaire, troubles mictionnels et constipation.
- Chez les personnes âgées : hallucination, confusion mentale, euphorie.

39. Inhibiteur du catabolisme de la dopamine (IMAO)

Présentation

Sélégiline :

- *Déprényl* : comprimés à 5 mg ;
- *Otrasel* : lyophilisat oral à 1,25 mg.

Mécanismes d'action

- Inhibiteur spécifique de la monoamine oxydase B ou IMAO-B (catabolisme de la dopamine au niveau cérébral), renforçant l'action de la L-dopa.
- L'association à la L-dopa est actuellement problématique, une surmortalité inexpliquée ayant été retrouvée dans le groupe avec sélégiline lors d'un essai non en aveugle.

Indications

Maladie de Parkinson.

Posologie

- *Déprényl* : 10 mg/jour en 2 prises progressivement.
- *Otrasel* : 10 mg/jour en 2 prises progressivement.

Contre-indications

- Hypersensibilité connue à la sélégiline ou à l'un des constituants du produit.

Interactions médicamenteuses

- Péthidine ou tramadol.
- Antidépresseurs sérotoninergiques.
- Triptans : almotriptan, rizatriptan, sumatriptan, zolmitriptan.

Effets secondaires

- Bradycardie, bloc auriculoventriculaire, troubles du rythme supraventriculaire.
- Sécheresse de la bouche, étourdissements et insomnie.
- Lors de traitements prolongés, augmentations modérées des aminotransférases (ASAT, ALAT) : rares et régression après l'arrêt du traitement.

40. Amantadine

Présentation

Amantadine : *Mantadix* (capsules de 100 mg).

Mécanismes d'action

Agoniste dopaminergique.

Indications

- Maladie de Parkinson.
- Syndromes parkinsoniens induits par les neuroleptiques.
- Prophylaxie de la grippe et des infections respiratoires dues exclusivement au virus *Influenzae* A.

Posologie et surveillance

La posologie est à adapter en fonction de la clairance de la créatinine : 50 mg matin et midi si fonction rénale normale.

Contre-indications

- Hypersensibilité connue aux médicaments de la classe de l'adamantane ou à l'un des constituants.
- Chez le nouveau-né et l'enfant de moins de 1 an en l'absence de données de tolérance et d'efficacité dans cette classe d'âge.
- Grossesse, en l'absence de données chez la femme enceinte : par prudence, ne pas prescrire chez la femme enceinte ou susceptible de l'être.

Interactions médicamenteuses

- Neuroleptiques antiémétiques.
- Anticholinergiques (majoration du risque des troubles psychiques).
- Association déconseillée : neuroleptiques antipsychotiques (sauf clozapine).

Effets secondaires

Les effets indésirables suivants sont dose-dépendants et réversibles à l'arrêt du traitement :

- vertiges, insomnies, nervosité ;
- plus rarement : dépression, anxiété, hallucinations, confusion, nausées, anorexie, sécheresse de la bouche et constipation, ataxie, hypotension orthostatique, céphalées, *livedo reticularis* et œdèmes périphériques ;
- exceptionnellement : psychose, rétention urinaire, dyspnée, fatigue, rash cutané, vomissements, faiblesse, difficulté à articuler, troubles de la vue, convulsions, leucopénie, neutropénie, eczéma, crises oculogyres.

41. Antiépileptiques

Acide valproïque

Présentation

- *Dépakine* : comprimés à 200 et 500 mg, soluté buvable, sirop, solution injectable.
- *Dépakine chrono* : comprimés à 500 mg.
- *Micropakine LP* : sachets à 100, 250, 500, 750 et 1 000 mg.

Indications

- Toutes épilepsies.
- État de mal (solution injectable).
- Tics de l'enfant.
- Hoquets irréductibles.

Principales propriétés

- Non inducteur enzymatique +++.

Posologie

- 20 mg/kg/j en 3 prises, ou 2 prises si *Dépakine chrono*.
- Posologie progressive.

Contre-indications

- Insuffisance hépatique.
- Hépatite médicamenteuse.
- Allergie au produit.

Effets secondaires

- Hépatite cytolytique +++.
- Encéphalopathie à la *Dépakine*.
- Prise de poids.
- Tremblement.

- Perte de cheveux.
- Nausée, gastralgie.
- Thrombopénie, anémie.
- Pancréatite.
- Somnolence.
- Aménorrhée.

Surveillance biologique

- NFS, plaquettes.
- Bilan hépatique +++ de façon régulière.
- TP, INR.

Carbamazépine

Présentation

Tégrétol : comprimés, suspension buvable, forme LP.

Indications

- Épilepsie partielle.
- Épilepsie généralisée tonicoclonique (sauf absence et épilepsie myoclonique).
- Névralgie faciale, neuropathie douloureuse.
- Prévention des rechutes des troubles bipolaires.

Principales propriétés

- Demi-vie de 8–24 h.
- État d'équilibre atteint en 2–5 jours.

Posologie

- 10–20 mg/kg/jour en 2–3 prises.
- En 2 prises si forme LP.
- Posologie progressive.

Contre-indications

- Allergie à la carbamazépine.
- Bloc de conduction.

- Allaitement.
- Association avec IMAO.

Effets secondaires

- Inducteur enzymatique ++.
- Agranulocytose, thrombopénie.
- Hépatite cholestatique.
- Syndrome de Lyell, rash cutané ++.
- Bloc de conduction.
- Troubles thromboemboliques.
- SIADH.
- Bouche sèche.
- Somnolence, vertiges, céphalée, ataxie.
- Prise de poids.

Surveillance biologique

- NFS, plaquettes.
- Bilan hépatique.
- Ionogramme.
- ECG.

Oxcarbazépine

Présentation

Trileptal : comprimés à 150, 300 et 600 mg, suspension orale à 60 mg/mL.

Indications

- Épilepsie partielle ± généralisation secondaire.
- En monothérapie ou en association.

Principales propriétés

- Blocage des canaux sodiques.
- Demi-vie de 9 h.
- État d'équilibre atteint en 2–3 jours.

Posologie adulte

- 600–2400 mg/jour en 2 prises.
- Adapter la dose si insuffisance rénale.

Contre-indications

- Insuffisance respiratoire.
- Porphyrie.
- Allaitement.

Effets secondaires

- Allergie, réaction croisée d'hypersensibilité avec la carbamazépine.
- Somnolence.
- Hyponatrémie.
- Diplopie, vertiges, céphalée, asthénie, agitation.

Surveillance biologique

- NFS, plaquettes.
- Bilan hépatique.

Phénobarbital

Présentation

- *Gardénal* : comprimés à 10, 50 et 100 mg, solution injectable.

Indications

- Épilepsie généralisée (sauf absence).
- Épilepsie partielle.
- État de mal (forme injectable)

Principales propriétés

- Non actif sur absence.
- Longue demi-vie.

Posologie

- *Per os* : 2 mg/kg/jour en 1 prise.
- Forme injectable : 10 mg/kg/jour

Contre-indications

- Insuffisance respiratoire.
- Porphyrie.
- Allaitement.
- Allergie.
- Déficit en G6PD.

Effets secondaires

- Inducteur enzymatique ++.
- Syndrome de Lyell.
- Ostéomalacie.
- Algodystrophie, rhumatismes.
- Anémie mégaloblastique.
- Aplasie, agranulocytose.
- Éruption, acné.
- Somnolence, vertige.
- Nystagmus, ataxie.
- Grossesse : fente palatine, hémorragie du nouveau-né, syndrome de sevrage aux barbituriques.

Surveillance biologique

- NFS, plaquettes.
- Bilan hépatique.

Phénytoïne

Présentation

- *Di-Hydan* : comprimés à 100 mg.
- *Dilantin* : flacons pour solution injectable de 250 mg.
- *Prodilantin* (fosphénytoïne) : flacons pour solution injectable de 750 mg.

Indications

- Épilepsie généralisée ou partielle (sauf absence et crises myocloniques).

- État de mal épileptique (forme injectable).
- Névralgie faciale.
- Effet antiarythmique, intoxication aux digitaliques.

Principales propriétés

- Demi-vie de 10–48 h.
- État d'équilibre atteint en 8 jours.

Posologie adulte

- *Di-Hydan :*
  - 2–6 mg/kg/jour en 2 prises ;
  - posologie progressive.
- *Dilantin :*
  - dose de charge : 18 mg/kg ;
  - dose d'entretien : 7–10 mg/kg/jour.
- *Prodilantin :*
  - 1,5 mg fosphénytoïne = 1 mg d'équivalent phénytoïne (EP) ;
  - dose de charge : 15 mg EP/kg en IV ;
  - dose d'entretien : 5 mg EP/kg/jour en IV.

Contre-indications

- Allergie.
- Bloc sinoauriculaire.
- Allaitement.
- Fosphénytoïne en IM dans l'état de mal.

Effets secondaires

- Inducteur enzymatique +++.
- Hypertrophie gingivale ++.
- Allergie, syndrome de Lyell.
- Pancytopénie, agranulocytose, anémie mégaloblastique.
- Hépatite cholestatique.
- Carence en folate, vitamine D, vitamine K.
- Acné, hirsutisme.
- Arthralgie.

- Lupus induit.
- Diabète.

Surveillance biologique et clinique

- NFS, plaquettes.
- Bilan hépatique.
- Glycémie.
- Gencives.
- Supplémentation en folate et vitamine D.

Lamotrigine

Présentation

Lamictal : comprimés à 2, 5, 25, 50, 100 et 200 mg.

Indications

Épilepsie généralisée ou partielle en monothérapie ou en association.

Principales propriétés

- Antiglutamatergique.
- Demi-vie de 29 h.

Posologie adulte

- 200–400 mg/jour en 2 prises.
- Posologie très progressive.
- Diminuer la dose de moitié si association avec valproate.

Contre-indications

- Allergie.
- Allaitement.
- Enfant < 12 ans.

Effets secondaires

- Syndrome de Lyell +++.
- Rash cutané 10 % +++.
- Œdème de Quincke +++.

Surveillance biologique et clinique

- Surveillance cutanée +++.

Éthosuximide

Présentation

Zarontin : capsules à 250 mg, sirop.

Indications

Absences (en 2e intention).

Principales propriétés

- Demi-vie de 30–60 h.
- État d'équilibre atteint en 7 jours.

Posologie

- Enfant : 1–2 cp/jour.
- Adulte : 20 mg/kg/jour.

Contre-indications

- Allergie.
- Grossesse.
- Allaitement à éviter.

Effets secondaires

- Anorexie, nausées, vomissements, douleurs épigastriques ou abdominales, amaigrissement.
- Allergies.
- Somnolence.
- Céphalées.
- Ataxie, vertiges.
- Excitation.
- Exacerbation des crises tonicocloniques/partielles associées.
- Leucopénie, agranulocytose, pancytopénie, anémie aplasique, éosinophilie.

Vigabatrin

Présentation

Sabril : comprimés à 500 mg, suspension buvable.

Indications

- Épilepsie partielle ± généralisation secondaire.
- En monothérapie ou en association.

Principales propriétés

- Demi-vie de 5–8 h.

Posologie

- Enfant : 40–100 mg/kg/jour.
- Adulte : 2–4 g/jour.

Contre-indications

- Allergie.
- Grossesse et allaitement déconseillés.

Effets secondaires

- Somnolence, fatigue.
- Excitation, agitation (enfant), ataxie.
- Anomalie du champ visuel, vision trouble, diplopie, nystagmus.
- Céphalées, prise de poids, tremblement, œdème, étourdissements, paresthésies, troubles de la concentration et de la mémoire.
- Agitation, agressivité, nervosité, irritabilité, dépression, troubles de l'idéation, réaction paranoïde, hypomanie, manie, psychose.
- Nausées, douleur abdominale.
- Éruption.

Surveillance

Examen du champ visuel.

Gabapentine

Présentation

Neurontin : gélules à 100, 300, 400, 600 et 800 mg.

Indications

- Épilepsie rebelle, notamment partielle, en association avec les traitements antérieurs (inefficace dans les absences ou risque d'aggravation).
- Douleurs des neuropathies périphériques (diabète, zona).

Principales propriétés

- Structure proche du GABA.
- Demi-vie de 5–7 h.

Posologie adulte

- 1 200–2 400 mg/jour en 3 prises.
- À adapter en fonction de la clairance rénale.

Contre-indications

- Allergie connue à la gabapentine.
- Grossesse et allaitement à éviter.

Effets secondaires

- Infections virales, respiratoires, urinaires, otite moyenne.
- Leucopénie, thrombopénie.
- Anorexie, augmentation de l'appétit.
- Somnolence, ataxie, tremblement, céphalées.
- Diplopie.
- Vomissements, nausées, diarrhée, douleur abdominale, constipation, sécheresse de la bouche.
- Allergie cutanée.

Topiramate

Présentation

Épitomax : gélules à 15 et 25 mg, comprimés à 50, 100 et 200 mg.

Indications

En association avec d'autres antiépileptiques :

- épilepsie généralisée tonicoclonique ;
- épilepsie partielle ± généralisation secondaire.

Principales propriétés

- Antiglutamatergique.
- Demi-vie de 21 h.

Posologie

- Enfant : 5–9 mg/kg/jour en 2 prises.
- Adulte : 200–600 mg//jour en 2 prises.
- À adapter en fonction de la fonction rénale.

Contre-indications

- Hypersensibilité à l'un des constituants (sulfamides).
- Grossesse et allaitement à éviter.

Effets secondaires

- Anorexie, amaigrissement.
- Somnolence.
- Ataxie, trouble de l'équilibre, confusion, trouble de l'humeur.
- Diplopie, nystagmus.
- Fatigue.
- Lymphocytose, leucopénie.
- Risque accru de calculs rénaux chez les patients prédisposés.
- Risque de diminution d'efficacité des contraceptifs oraux.

Lévétiracétam

Présentation

Keppra : comprimés à 250 et 500 mg.

Indications

- Épilepsie partielle ± généralisation secondaire.
- En monothérapie ou en association.

Principales propriétés

- Antiglutamatergique.
- Demi-vie de 7 h.

Posologie adulte

- 500 mg × 2/jour puis augmentation par paliers de 500 mg × 2/jour jusqu'à 1 500 mg × 2/jour.
- À adapter en fonction de la fonction rénale.

Contre-indications

- Hypersensibilité au lévétiracétam et aux dérivés de la pyrrolidone.
- Grossesse et allaitement à éviter.
- Déconseillé chez l'enfant < 16 ans.

Effets secondaires

- Asthénie, anorexie, prise de poids, diarrhée, dyspepsie.
- Anxiété, dépression.
- Somnolence, amnésie, ataxie, diplopie, convulsion, vertiges, céphalée, hallucinations, confusion.
- Leucopénie, neutropénie, pancytopénie, thrombocytopénie.
- Éruption cutanée.

Surveillance

- Risque de rebond à l'arrêt brutal du traitement.

Diazépam

Présentation

Valium : comprimés à 2, 5 et 10 mg, solution injectable IM/IV à 10 mg/2 mL, solution buvable (3 gouttes = 1 mg).

Indications

Famille des benzodiazépines :
- épilepsie, état de mal épileptique ;
- crises d'angoisse aiguë, *delirium tremens* ;
- douleurs de désafférentation.

Principales propriétés

- Formes IV et intrarectale : action rapide.
- Demi-vie de 32–38 h.

Posologie

- IV/IM : 10–20 mg.
- Intrarectale : 0,5 mg/kg chez l'enfant.
- *Per os* : 10–20 mg/jour progressivement.

Contre-indications

- Hypersensibilité au produit.
- Insuffisance respiratoire, syndrome d'apnées du sommeil.
- Myasthénie.
- Précautions à prendre : grossesse (risque tératogène faible, détresse respiratoire du nouveau-né).

Interactions médicamenteuses

- Précautions avec cimétidine, inhibiteur de la pompe à protons, phénytoïne.

Effets secondaires

- Somnolence, troubles de la concentration, confusion, sensations ébrieuses, réactions paradoxales.
- Hypotonie.
- Syndrome de sevrage, tolérance, dépendance.

Clonazépam

Présentation

Rivotril : comprimés à 2 mg, solution injectable IM/IV à 1mg/1 mL, solution buvable à 0,25 % (1 goutte = 0,1 mg).

Indications

Famille des benzodiazépines :

- épilepsie, état de mal épileptique;
- crises d'angoisse aiguë, *delirium tremens*;
- douleurs de désafférentation.

Principales propriétés

- Formes IV et intrarectale : action rapide.
- Demi-vie de 32–38 h.

Posologie

- IV/IM : 1–2 mg.
- *Per os* : 0,1 mg/kg/jour progressivement.

Contre-indications

- Hypersensibilité au produit.
- Insuffisance respiratoire, syndrome d'apnées du sommeil.
- Myasthénie.
- Précautions à prendre : grossesse (risque tératogène faible, détresse respiratoire du nouveau-né).

Interactions médicamenteuses

- Précautions avec cimétidine, inhibiteur de la pompe à protons, phénytoïne, diazépam.

Effets secondaires

- Somnolence, troubles de la concentration, confusion, sensations ébrieuses, réactions paradoxales.
- Hypotonie.
- Syndrome de sevrage, tolérance, dépendance.
- Hypersécrétions bronchiques.

41

Clobazam

Présentation

Urbanyl : gélules à 5 mg, comprimés à 10 et 20 mg.

Indications

Famille des benzodiazépines :

- épilepsie, état de mal épileptique;
- crises d'angoisse aiguë, *delirium tremens*;
- douleurs de désafférentation.

Principales propriétés

- Formes IV et intrarectale : action rapide.
- Demi-vie de 32–38 h.

Posologie

Per os : 5–10 mg × 3/jour en association avec le traitement de fond.

Contre-indications

- Hypersensibilité au produit.
- Insuffisance respiratoire, syndrome d'apnées du sommeil.
- Myasthénie.
- Précautions à prendre : grossesse (risque tératogène faible, détresse respiratoire du nouveau-né).

Interactions médicamenteuses

- Précautions avec cimétidine, inhibiteur de la pompe à protons, phénytoïne, diazépam.

Effets secondaires

- Somnolence, troubles de la concentration, confusion, sensations ébrieuses, réactions paradoxales.
- Hypotonie.
- Syndrome de sevrage, tolérance, dépendance.

42. Antispastiques

Baclofène

Présentation

Liorésal :

- comprimés à 10 mg ;
- solution injectable (voie intrathécale) : ampoules de 0,05 mg/mL, 10 mg/5 mL, 10 mg/20 mL.

Indications

- Spasticité (SEP, affections médullaires ou cérébrales).

Mécanismes d'action

- Analogue GABA.
- Demi-vie : 3–4 h.

Posologie et surveillance

- *Per os* : 1/2 à 9 comprimés/jour en 3–4 prises progressivement.
- Voie intrathécale : sous surveillance médicale, protocole spécialisé.

Contre-indications

- Hypersensibilité connue au baclofène.
- Enfant de moins de 6 ans, en raison de la forme pharmaceutique non adaptée avant cet âge.
- Porphyrie, 1er trimestre de la grossesse : déconseillé.

Effets secondaires

- Somnolence, asthénie, vertiges, confusion, dépression respiratoire, hypotonie, dysphorie, dépression, céphalées, acouphènes, paresthésies, insomnies, tremblements, dysarthrie, troubles de l'accommodation.
- Abaissement du seuil épileptogène.

- Nausées, vomissements, constipation, diarrhée, anorexie, sécheresse buccale, dysgueusie.
- Hypotension, bradycardie.
- Aggravation d'une dysurie préexistante.
- Éruption cutanée, sueurs.
- Augmentation paradoxale de la spasticité chez certains patients.
- Modifications du bilan hépatique : augmentation des phosphatases alcalines et des transaminases.
- États confusionnels, psychotiques, maniaques ou paranoïdes, hallucinations, convulsions voire état de mal épileptique, dyskinésies lors de l'arrêt brutal du traitement.
- Dépression respiratoire lors de la coprescription de médicaments dépresseurs du SNC.

Surveillance biologique

Transaminases si trouble hépatique.

Dantrolène

Présentation

Dantrium : gélules à 25 et 100 mg.

Mécanismes d'action

Action directe sur les fibres musculaires striées.

Indications

- Spasticité (SEP, affections médullaires ou cérébrales).
- Prévention de l'hyperthermie maligne peranesthésique.

Posologie et surveillance

- Progressivement : 100–200 mg/jour.

Contre-indications

- Insuffisances hépatocellulaires graves.
- Myasthénie.
- Grossesse et allaitement déconseillés.

Effets secondaires

- Somnolence, vertiges, asthénie, troubles confusionnels.
- Hépatotoxicité, gastralgie, nausées, vomissements, diarrhées.
- Possibilité d'incontinence par relâchement sphinctérien, coloration orangée des urines.
- Éruption cutanée acnéiforme.

Surveillance biologique

- Transaminases et bilirubine une fois par mois.

43. Immunoglobulines polyvalentes (gammaglobulines)

Présentation

- Immunoglobulines polyvalentes : flacons de 0,5 g/10 mL, 2,5 g/50 mL, 5 g/100 mL, 10 g/200 mL.
- *Tégéline* : flacons de 0,5 g/10 mL, 2,5 g/50 mL, 5 g/100 mL, 10 g/200 mL.

Posologie

0,4 g/kg/jour pendant 5 jours en IVL.

Mécanismes d'action

- Immunoglobulines polyvalentes d'origine humaine.
- « Modulation » des immunoglobulines des patients. Elles limitent la phase d'extension (durée, extension sensitivo-motrice) dans le syndrome de Guillain-Barré.

Indications

- Syndrome de Guillain-Barré.
- Polyradiculonévrite chronique.
- Traitement substitutif des déficits immunitaires primitifs ou secondaires.
- Allogreffe de cellules souches hématopoïétiques et transplantation d'organe.
- Purpura thrombopénique idiopathique, maladie de Kawasaki.
- Infections bactériennes récidivantes de l'enfant VIH +.

Contre-indications

Hypersensibilité aux immunoglobulines homologues.

Effets secondaires

- Élévation de la créatinine, insuffisance rénale aiguë.
- Réaction méningée aseptique.

- HTA.
- Frissons, hyperthermie, céphalée, nausée, vomissement.
- Hypotension, choc anaphylactique.
- Risque (faible) de transmission d'agents infectieux.

Surveillance biologique

- Groupe sanguin, RAI.
- Sérologie VHB, VHC, VIH.
- Urée, créatininémie.

44. Inhibiteur calcique sélectif du canal calcique lent

Présentation

Nimodipine *(Nimotop)* : comprimés à 30 mg, solution injectable à 10 mg/50 mL.

Mécanismes d'action

Inhibiteur calcique sélectif du canal calcique lent, avec un effet vasodilatateur supérieur aux autres inhibiteurs calciques.

Indications

Prévention et traitement des déficits neurologiques ischémiques (vasospasme des artères cérébrales) consécutifs à une hémorragie sous-arachnoïdienne d'origine anévrismale.

Posologie et surveillance

- IVSE :
  - 1–2 mg/h, à adapter à la TA, sous surveillance TA (scope);
  - si TAS < 100 mmHg : 0,5 mg/h;
  - en cas d'utilisation par voie périphérique, il est conseillé de placer le robinet à 3 voies le plus près possible du point d'injection et de changer le point d'injection tous les 2 jours, afin de diminuer les risques d'intolérance veineuse dus au solvant.
- *Per os* : 1 comprimé × 6/jour.

Contre-indications

- Hypersensibilité à l'un des composants du médicament.
- Prudence si insuffisance hépatique ou cardiaque, troubles de la conduction, œdème cérébral ou HTIC.
- Grossesse et allaitement déconseillés.

Interactions médicamenteuses

- Association contre-indiquée : disulfirame.

- Associations déconseillées : dantrolène (perfusion), autres inhibiteurs calciques, méthyldopa.
- Associations nécessitant des précautions d'emploi : alpha-1-bloquants (alfuzosine, prazosine), anticonvulsivants inducteurs enzymatiques, itraconazole, rifampicine.

Effets secondaires

- Veinite au point d'injection (en cas de perfusion de nimodipine non diluée dans les veines périphériques).
- Nausées, douleurs gastro-intestinales, très rarement iléus.
- Vertiges, céphalées.
- Hypotension, flush, sudation, bouffées de chaleur, bradycardie ou plus rarement tachycardie.
- Augmentation transitoire des transaminases, des phosphatases alcalines et des gamma-GT.

45. Opioïdes

Morphine à libération immédiate

Liste des stupéfiants. Durée de prescription de 28 jours (*JO* du 20 octobre 2000).

Présentation

- Sulfate de morphine :
  - *Sevredol* : comprimés sécables à 10, 20 mg (peuvent être écrasés) ;
  - *Actiskenan* : gélules à 5, 10, 20 et 30 mg. Les gélules peuvent être ouvertes et mélangées à un aliment semi-solide, liquide, ou passées dans une sonde d'alimentation de diamètre > 16 FG et/ou de diamètre interne > 2,5 mm, extrémité distale ouverte ou pores latéraux. Bien rincer seringue et sonde d'alimentation après administration.
- Chlorhydrate de morphine *(Morphine Cooper)* :
  - ampoules buvables prêtes à l'emploi à 10 et 20 mg/10 mL ;
  - préparation magistrale : solubilité maximale à 50 mg/mL.

Indications

Patients non calmés par des traitements antalgiques de palier II de l'OMS ou douleurs majeures. L'utilisation de la morphine à libération immédiate est recommandée pour les patients « fragiles » (grand âge, mauvais état général, insuffisance rénale ou hépatique, hypoprotidémie...).

Adaptation des doses en début de traitement

Évaluer l'efficacité du traitement dans les 24 heures. La tendance actuelle est d'avoir recours aux interdoses de morphine ou doses de secours en attendant de trouver la posologie adéquate. Les interdoses de morphine peuvent être prises entre les doses prévues à horaires fixes. Chaque interdose correspond à 1/6 ou 10 % de la dose prévue pour 24 heures. Les recommandations initiales de l'OMS qui étaient de majorer de 50 % la dose quotidienne de morphine en cas d'antalgie insuffisante après 24 heures d'un traitement bien conduit restent valables.

Équilibration du traitement

- Quand l'antalgie est obtenue, il est possible de remplacer la prise nocturne par une double dose au coucher. Ne pas réveiller le patient systématiquement. Lorsque la douleur est contrôlée, le relais peut être pris par une forme LP.
- Si l'antalgie est insuffisante, l'augmentation progressive jusqu'à plusieurs grammes par jour est possible. Si l'antalgie n'est pas obtenue après 3 à 4 augmentations, il faut s'interroger :
  - identifier une composante neuropathique de la douleur et discuter l'indication d'un traitement antidépresseur, antiépileptique, ou une stimulation transcutanée ;
  - morphinorésistance « métabolique » possible. Discuter un changement d'opioïdes (hydromorphone : *Sophidone LP*, fentanyl transdermique : *Durogésic*), une autre voie d'administration, IV ou sous-cutanée par pompes portables, dans certaines indications, un cathétérisme périmédullaire (intrathécal plutôt qu'épidural), un bloc neurologique, une alcoolisation… ;
  - revoir les traitements coantalgiques (corticoïdes, AINS, diphosphonates, etc.) et réévaluer la détresse morale.

Effets secondaires

- Constipation, qui est à prévenir systématiquement (voir *infra*).
- Somnolence (différencier dette de sommeil et surdosage).
- Dysphorie.

Opioïdes à libération prolongée

Sulfate de morphine

Liste des stupéfiants. Durée de prescription = 28 jours (*JO* du 13 septembre 1995).

Présentation et posologie

- *Moscontin* : comprimés à 10, 30, 60, 100 et 200 mg, 2 prises/24 heures.
- *Skenan LP* : gélules à 10, 30, 60, 100 et 200 mg, 2 prises/24 heures.
- *Kapanol LP* : gélules à 20, 50, 100 mg, 1 prise/24 heures.
- Ne jamais écraser les comprimés de *Moscontin*, ne pas les faire fondre ou les croquer; les gélules de *Skenan* et de *Kapanol* peuvent s'ouvrir (voir « *Actiskenan* »).

Indications

- Initiation d'un traitement sauf chez les patients « fragiles » (voir *supra*).
- Relais d'un traitement morphinique à libération immédiate (dose pour dose).

Adaptation des doses en début de traitement

- Posologie habituelle de départ de 30 mg toutes les 12 heures.
- L'augmentation des doses peut se faire :

  – en ayant recours aux interdoses de morphine à libération immédiate, 10 % ou 1/6 de la dose des 24 heures. Deux intérêts : équilibration plus rapide du traitement en cas de douleurs instables et contrôle des accès douloureux. Si les interdoses sont systématiquement nécessaires, elles sont intégrées dans la dose quotidienne;

  – en augmentant la dose quotidienne de morphine par paliers de 50 %. Par exemple, chez un malade non calmé pour une dose de 60 mg de morphine LP toutes les 12 heures, passer à 90 mg toutes les 12 heures.

- Dose maximale selon antalgie et effets secondaires (voir *infra*). Si patient « fragile », n'utiliser la morphine retard qu'après obtention d'une analgésie stable sous morphine immédiate (dose/jour de morphine immédiate = dose/jour de morphine retard).

Hydromorphone (*Sophidone LP*)

- Liste des stupéfiants. Durée de prescription = 28 jours (*JO* du 20 octobre 2000).
- Gélules à 4, 8, 16 et 24 mg : 2 prises par 24 heures.
- Même mode d'action que la morphine (7,5 mg de morphine = 1 mg d'hydromorphone).
- Indications : traitements des douleurs chroniques d'origine cancéreuse, intenses ou rebelles aux autres antalgiques.
- Rotation des opioïdes en cas d'antalgie insuffisante ou d'effets secondaires avec d'autres opioïdes.
- Pour les interdoses : morphine à libération immédiate.

Fentanyl transdermique (*Durogésic*)

- Liste des stupéfiants. Durée de prescription = 28 jours, délivrable en 2 fois (*JO* du 20 octobre 2000).
- Patchs à 25, 50, 75 et 100 mg/h : une application toutes les 72 heures.
- Indications : traitements des douleurs chroniques d'origine cancéreuse, intenses ou rebelles aux autres antalgiques, en cas de douleurs stables.
- Pour les interdoses : morphine à libération immédiate.
- Adaptation des doses avec des interdoses de morphine à libération immédiate de 20 mg (soit environ 10 % de la dose journalière en équivalent morphine) toutes les 4 heures si nécessaire. Augmenter les posologies de *Durogésic* par paliers de 25 µg/h tous les 3 jours, si prise de plus de 4 interdoses de morphine à libération immédiate.
- Dose maximale selon antalgie, effets secondaires et grand nombre de patchs à coller.

Autres opioïdes

- Penser aux équivalences de doses pour passer de l'un à l'autre des produits.
- **Ne jamais associer** *Nubain* et *Temgésic* entre eux ou avec codéine, dextropropoxyphène, tramadol, morphine, *Dolosal, Durogésic, Sophidone LP, Eubine,* car antagonisme avec baisse d'activité antalgique.

Buprénorphine (*Temgésic*)

- Liste I, mais prescription sur ordonnance sécurisée. Durée de prescription = 30 jours (2 cp = 10 mg de morphine PO).
- Forme injectable réservée aux hôpitaux.
- À utiliser éventuellement avant le recours à la morphine.
- Antinauséeux systématiques pendant 3 à 4 jours.
- Dose usuelle : 1 à 2 comprimés sublinguaux/prise toutes les 8 heures (6 cp/jour).
- passage *Temgésic*-morphine sans danger mais antalgie médiocre possible pendant 24 heures environ.

Péthidine (*Dolosal*)

- Liste des stupéfiants. Durée de prescription = 7 jours. Pas de forme orale (1 ampoule = 10 mg morphine PO).
- Dose maximale autorisée : 6 ampoules/jour. Voie IM et non sous-cutanée (risque de nécrose).
- Constipation réputée moins intense.
- L'utilisation peut être avantageuse en cas de syndrome subocclusif, de carcinomatose péritonéale.

Morphine injectable

Liste des stupéfiants. Durée de prescription : 7 jours ou 28 jours si ampoules destinées à être utilisées dans des systèmes de perfusion actifs (pompes portables avec système d'autoanalgésie : arrêté du 5 avril 1995).

Présentation

Laboratoire	Concentration	Quantité de morphine	Volume	Réservé aux hôpitaux
Lavoisier-Renaudin	10 mg/mL	50 mg	5 mL	Non
Aguettant-Lavoisier-Meram*-Renaudin	10 mg/mL	10 mg	1 mL	Non
Lavoisier-Renaudin	20 mg/mL	100 mg	5 mL	Non
Aguettant-Lavoisier-Meram*-Renaudin	20 mg/mL	20 mg	1 mL	Non
Aguettant	40 mg/mL	400 mg	10 mL	Non
PCH	50 mg/mL	250 mg	5 mL	Oui

Indications

- En première intention, si douleur sévère nécessitant un traitement rapide ou si la voie orale est impossible.
- En seconde intention, si douleur ou effets secondaires non contrôlés avec un traitement PO.

Posologie

- SC ou IV : posologie PO divisée par 2 (ou 3 si patient «fragile»).
- Évaluation et adaptation des doses toutes les 24 heures au minimum. Augmentation en ayant recours aux interdoses (bolus).

Prévention des effets indésirables des opioïdes (toutes formes confondues)

Antinauséeux

- Conseillés pendant les 2 à 8 premiers jours de traitement opioïde puis arrêt.
- Le choix dépend du mécanisme principal supposé à l'origine des symptômes :
  - traitement d'action centrale, neuroleptiques : halopéridol *(Haldol)*, chlorpromazine *(Largactil)*;
  - traitement d'action gastrokinétique : métoclopramide *(Primperan, Prokynil LP*), dompéridone *(Motilium, Péridys)*.
  - si échec d'une monothérapie, possibilité d'associer 2 médicaments d'action différente.

Laxatifs en continu

Insister sur la prévention par une hydratation maximale, la consommation de légumes, de fruits frais et secs (pruneaux, cacahuètes...). Si moins de 2 selles hebdomadaires, rechercher un fécalome par TR.

Arrêt d'un traitement opioïde par voie orale

Diminuer progressivement les doses par paliers de 25 % environ dans un premier temps puis diminution en fonction de la clinique.

Surdosage

- Naloxone *(Narcan, Nalone)* : ampoules injectables à 0,4 mg/1 mL.
- Antidote spécifique et immédiat de tous les opioïdes agonistes.
- Action moindre sur les agonistes partiels-antagonistes *(Temgésic...)*.
- Aucune action antalgique.
- À réserver aux surdosages accidentels sérieux avec bradypnée inférieure à 8/min.
- Injecter 0,1 mg (0,25 mL), à répéter toutes les 2 à 3 minutes en fonction de l'effet (attention, demi-vie courte).

470293 - (2) - (5,5) - OSB 100° - PMS 729

Elsevier Masson SAS. 62, rue Camille-Desmoulins, 92442 Issy-les-Moulineaux cedex
Dépôt légal : mars 2009

Photocomposition : SPI Publishers Services, Pondichéry, Inde

Imprimé en Chine.